한동하의

웰빙의 길잡이

한동하의 웰빙의 역설

지은이 | 한동하

초판 1쇄 발행 2018년 1월 25일

펴낸곳 | 도서출판 따비
펴낸이 | 박성경
편집 | 신수진, 차소영
디자인 | 서채홍
일러스트 | 손현정

출판등록 | 2009년 5월 4일 제2010-000256호
주소 | 서울시 마포구 월드컵로28길 6 (성산동, 3층)
전화 | 02-326-3897
팩스 | 02-337-3897
메일 | tabibooks@hotmail.com

인쇄·제본 | 영신사

ISBN 978-89-98439-42-2 03510
값 15,000원

한동하의
웰빙의 역설

한동하 지음

따비

책을 내며

2012년 가을 〈헬스경향〉이 창간되었다. 당시 편집국장님으로부터 〈헬스경향〉 창간호에 건강 칼럼을 써줄 것을 부탁받았다. 국장님과의 인연은 벌써 2008년부터이니 인사차 '뭐 한두 편 써드리면 되겠지.' 하고 순순히 수락했다. 이미 한의사로서 임상 경험도 쌓이고 의학적인 지식 또한 어느 정도 축적이 되었으니 건강 칼럼이라면 문제없겠다 생각했다. "그럼 건강과 관련돼 익히 정설로 알고 있지만 잘못된 내용들을 비판하는 글을 써보겠습니다." 이렇게 시작한 대화로 2012년 10월 19일, 창간호에 첫 번째 '한동하 칼럼'이 실렸다.

별 부담 없이 시작한 칼럼이었지만, '한동하'라는 이름을 걸고 글을 쓴다는 것이 필자를 압박했고, 그래서 글을 쓰는 내내 심사숙고했다. 〈헬스경향〉 창간호부터 매주 한 편씩 칼럼을 써온 것이 벌써 만 5년이 흘렀고, '한동하의 웰빙의 역설'로 타이틀이 변경되고서도 이어져왔다. 쌓이고 쌓인 칼럼은 200여 편이 넘는다. 이 책은 지금까지 써온 칼럼을 취사선택하고 다듬어 실은 것이다.

칼럼은 '누구나 웰빙이라고 여기고 건강에 도움이 된다고 생각하지만, 사실 그렇지 않을 수 있고 부작용이 있을 수 있기 때문에 주의해야 한다.'라는 내용들로 채워졌다. 필자는 간혹 방송의 건강 프로그램에 출연하면서 전문가로서 특정 효능뿐 아니라 부작용이나 주의사항을 강조해왔다. 그런데 막상 방송을 보면, 효능은 전파를 타고 주의사항은 편집되기 일쑤였다. 그런 와중에 '웰빙의 역설'은 필자의 언로(言路)가 되었다. 자신의 목소리를 낼 수 있는 통로가 있다는 것이 무척 소중했는데, 그 공간을 나만의 생각과 주장으로 채울 수 있었기 때문이다.

'웰빙의 역설' 한 편 한 편은 필자의 자존심이었다. 그러나 칼럼을 이어간다는 것이 그리 순탄하지만은 않았다. 칼럼의 주제가 차고 넘치면 좋겠지만 항상 그렇지만은 않았다. 칼럼을 이어오면서 시작만 하고 결론을 내지 못한 반쪽짜리 글들도 컴퓨터에 수두룩하게 쌓였다. 원고 마감이 다가오면 기울증(氣鬱症)이 생겼고, 마감일을 놓치고서도 새벽까지 완성하지 못해 잠 못 이룬 적도 많았다. 사실 귀찮았던 적도 있었고, 이제는 정말 그만 쓰겠다는 말을 전해야겠다고 생각한 적도 있었다. 그러다가도 어쩔 수 없이 다시 키보드 앞에 앉으면 고민은 집중을 낳고, 집중은 예리한 칼날이 되어 새로운 주제와 내용으로 나만의 글을 새길 수 있게 했다.

'웰빙의 역설'은 살아 움직였다. 칼럼을 이어가면서 많은 전문가로부터 칭찬도 받고, 반대로 날카로운 지적도 받았다. 독자들은 자신의 주장을 메일로 전하면서 칼럼의 내용이 오류가 아닌지 묻기도 했다. 많은 방송작가가 인터넷상에서 자료를 찾다가 필자의 칼럼을 발견하고서는 다른 전문가들이 이미 정설로 인정하는 내용에 대한 신랄한 비판을 주제로 인터뷰를 요청하기도 했다. 지금 와서 밝히지만 칼럼 내용 때문에 모 기업체로부터 고소를 하겠다는 협박도 받았고, 어느 업체로부터는 제발 칼럼을 내려달라는 부탁도 받았다. 그러나 그 칼럼들은 여전히 〈헬스경향〉 인터넷판을 지키고 있다.

필자는 글을 쓰면서 근거를 중요시했다. 단순하게 눈에 보이지 않는 바람이나 제멋대로 떠다니는 구름을 그린 것이 아니라, 바람과 구름 뒤 눈에 보이지 않은 하늘의 고정된 별자리를 설명하고자 노력했다. 그래서 많은 국내외 논문, 손때 묻은 《동의보감》과 함께 먼지 쌓인 구석의 한의서들을 펼쳐보며 논지(論旨)를 완성했다. 단언컨대 '웰빙의 역설'은 근거 중심에 입각해 필자의 주장을 펼친 칼럼이라는 것을 자신한다. 이렇게 책으로 활자화된 이상, 앞으로 발견되는 사실과 다른 오류는 고스란히 필자의 몫이다. 오류가 지적된다면 새로운 칼럼에서 인정하고 반영하도록 하겠다. 독자 제현의 날카로운 질정을 바란다.

《한동하의 웰빙의 역설》은 건강에 조금이라도 관심이 있는 누구나 읽어도 좋은 책이다. 건강에 관한 사고의 폭을 넓혀줄 수 있으며, 홍수처럼 늘어가는 다양한 건강비법에 대한 판단력을 키우는 데 도움을 줄 것이다. 특히 방송에 나온 모든 것을 무작정 믿고 따라 하는 분들에게는 더더욱 필요한 책이다. 한두 가지 방법이나 특정 건강식품만으로 건강을 챙기고자 하는 분들은 꼭 읽어보기 바란다.

필자에게 소중한 언로를 제공해준 〈헬스경향〉 조창연 편집국장님께 감사드린다. 정리되지 않은 초벌 원고를 읽어준 한의원 직원과 완성된 칼럼을 한 자 한 자 세심하게 다듬어준 장인선 기자에게도 고마움을 전한다. 출간을 계획했을 당시 도서출판 따비를 소개해준 음식칼럼니스트 박정배 형님께도 감사의 말씀을 전한다. 그리고 흔쾌히 출판을 허락해준 따비의 박성경 대표와 성심껏 원고 교정과 편집을 맡아준 편집부 여러분에게도 감사를 전한다.
마지막으로 '웰빙의 역설' 칼럼을 애독해준 독자들에게 감사드리며, 진정한 웰빙을 원하는 모든 이에게 이 책을 바친다.

2018년 1월 늦은 밤 서초동 진료실에서
홍보(鴻步) 한동하

차례

2장

건강요법의 허와 실

1장

계절의
안녕

봄나물 데칠 때
소금을 넣을까, 식초를 넣을까

봄이 되면 다양한 봄나물이 식탁을 채운다. 시장이나 마트에서 한 번 데치거나 말린 상태로 구입한 것은 별 걱정이 없다. 하지만 산이나 들에서 직접 봄나물을 캐서 조리할 때는 주의해야 한다. 봄나물로 인해 자칫 식중독에 걸릴 수 있기 때문이다.

봄나물의 독성은 질소를 함유한 염기성 유기 화합물로, 알칼로이드라고 부른다. 소량이면 사람에게 도움이 되지만, 종류에 따라 동물이나 사람을 죽일 수도 있다. 그래서 조상들은 대부분의 나물을 생으로 먹지 않고 한 번 데치거나 삶아 먹었고, 가을철 나물은 같은 과정을 거쳐 말려두었다가 겨우내 먹었다. 보통 맹물에 데치거나 삶았지만 간혹 소금이나 식초를 넣기도 한다. 그런데 소금과 식초는 약간의 차이가 있다.

알칼로이드에 함유된 독 성분은 염기성 화합물이라서 산성 용액에는 잘 녹지만 염기성 용액에는 잘 녹지 않는다. 식초는 산성 용액이고 소금물은 염기성 용액이기 때문에 독성 제거에는 식초가 더욱 효과적이다. 시판되는 식초 비율로 3퍼센트 정도면 적당하다. 대략 물 1리터에 양조식초 30밀리리터 정도의 비율로 넣으면 된다. 식초는 나물류의 효소 작용을 억제해 비타민C 파괴도 막아준다.

하지만 식물의 독 성분은 식초 같은 산성 용액을 제외하면, 에탄올 등의 유기 용매에는 잘 녹지 않는다. 그러니 식촛물에 넣고 삶지 않을 바에는 맹물을 쓰는 것이 낫다. 알칼로이드 독 성분은 수용성이기 때문에 물에 몇 시간만 담가둬도 쉽게 녹아 제거된다. 맹물 대신 쌀뜨물을 이용해도 좋다. 쌀뜨물은 흡착력이 좋아 잡냄새를 내는 이물질이나 독성 물질을 쉽게 제거한다. 토란처럼 독성이 강한 식물도 된장을 약간 푼 쌀뜨물에 담가두면 쉽게 독성 제거가 된다. 한의서의 수치법(修治法)을 보면, 부자나 초오처럼 독성이 강한 약재는 감초와 검은콩을 함께 끓인 물에 삶으라고 했다. 이는 콩의 해독 작용을 이용한 것이다.

그럼에도, 나물을 삶거나 데칠 때 식초보다 소금을 넣는 이유가 있다. 나물을 데칠 때 식초를 넣으면, 당황스럽게도 채소의 녹색이 황색으로 변한다. 엽록소가 pH 6.5 이하의 산성 상태에서 마그네슘 이온이 수소 이온에 의해 분자구조가 변해 황갈색이 되는 것이다. 대신 콩나물이나 도라지처럼 흰색을 띠는 나물은 더욱 하얗게 삶아진다. 반면, 나물을 삶거나 데칠 때 소금을 넣으면 녹색나물의 색이 더욱 선명해진다. 소금의 나트륨과 나물 속 엽록소(클로로필)의 마그네슘 이온이 치환되면서 푸른색이 더욱 선명해지는 것이다. 이때 소금물의 농도는 1~2퍼센트가 적당하다.

소금을 넣느냐 식초를 넣느냐는 나물의 질감에도 영향을 미친다. 나물을 부드럽게 하려면 소금을 첨가한다. 고구마순, 미나리, 무청 등은 소금을 넣고 데치면 좋다. 반면 식초는 펙틴을 안정화시켜 단단해지기 때문에 씹을 때 질감이 좋아진다. 따라서 콩나물, 연근, 우엉 등을 데칠 때 식초를 약간 넣으면 아삭거리는 식감을 살릴 수 있다.

만일 독성 제거가 아니라 나물을 부드럽게 하기 위해 데친 것이라면, 데친 물을 국이나 찌개에 넣어 끓이는 게 좋다. 다양한 생리활성 물질이 포함돼 있기 때문이다. 그러니 두릅, 고사리, 토란대, 머윗대, 다래순 등을 데친 물은 독성이 있어 버려야 하고, 곤드레나 시래기 삶은 물, 미나리 데친 물 등은 버리지 않고 재사용한다.

독성이 강해 절대 먹지 말아야 할 식물도 있다. 특히 식용 나물과 비슷하게 생긴 독초가 있어 더욱 주의해야 한다. 동의 나물(동이나물), 삿갓나물은 나물이라는 이름이 붙어 있지만, 먹어서는 안 되는 독초다. 이 밖에도 박새, 지리강활(개당귀)도 독초이므로 잘못 먹으면 죽을 수 있다.

어린 순이라고 해서 봄나물을 얕봐서는 안 된다. 특히 나물이나 약초에 관한 지식이 없다면, 야생에서 함부로 채취해 먹지 말아야 한다. 봄나물은, 알면 더할 나위 없이 맛있는 반찬이지만 모르면 독초가 될 수 있다.

꽃피는 춘삼월,
우울감이 도리어 심해진다

봄이면 자연은 생동감으로 넘실댄다. 사람들 역시 옷차림이 가벼워지고 활기와 역동감도 느껴진다. 그런데 어떤 이들은 봄에 우울감이 심해지고 우울증까지 호소한다. 영국 시인 T. S. 엘리엇의 시처럼, 누군가에게 봄은 가장 "잔인한 계절"일 수 있다.

계절성 정서장애는 보통 가을과 겨울에 나타난다. 그런데 10퍼센트 정도는 봄철에 심한 우울감을 경험한다. 우울감은 일조량과 관련이 깊다. 일조량이 적으면 멜라토닌 분비가 늘고 세로토닌 분비는 줄어들기 때문이다. 일조량이 많은 플로리다보다 일조량이 적은 알래스카에 우울증 환자가 많다는 연구도 있다. 하지만 햇빛이 강한 여름철에도 계절성 우울증 환자가 많이 생긴다. 우울감에 일조량만 절대적으로 영향을 끼치는 것은 아니라는 의미다. 인간은 자연 변화에 적응하며 살아간다. 하지만 일교차가 심한 봄에 적응력이 떨어지면 신체 증상과 심리 문제가 함께 나타난다. 불면증, 춘곤증, 식욕부진, 불안·초조가 대표적인 예인데, 이 중 하나가 우울감이다.

봄에 우울감이 심해지는 원인 중 의외로 알레르기가 있다. 봄철에 알레르기 환자들은 면역력 문제, 꽃가루항원 때문에 신체적으로 예민해진다. 설상가상으로 알레르기 때문에 외출을 자제하다 보니 햇빛에 노출되는 시간도 줄어든다. 햇빛을 제대로 쬐지 않으면 세로토닌의 양이 늘지 않는다.

심리적인 원인도 있다. 봄을 맞이하면서 좋은 일을 기대하지만 현실에서는 큰 변화가 일어나지 않는다. 화창한 날씨에 데이트를 즐기는 커플을 보면 우울해지면서 화가 난다. 새 옷을 장만하거나 이사하고 싶어도 경제적으로 여의치 않으면 우울해진다. 실제로 가계지출 통계를 보면 사계절 중 봄에 가장 많은 비용을 쓴다. 이런 상대적 박탈감도 봄철 우울감의 원인이다.

노력하면 우울감도 호전될 수 있다. 햇빛을 많이 쬐고 먹는 노력하면 우울감도 호전될 수 있다.
햇빛을 많이 쬐고
먹는 것에 신경 써야 한다.

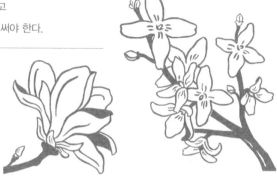

것에 신경 써야 한다. 비타민D 때문이다. 비타민D는 골다공증 뿐 아니라 우울증 예방에도 도움이 된다. 비타민D는 햇빛을 쬘 때 피부에서 생성된다. 또 등푸른생선과 생선 간(肝), 달걀노른 자, 햇볕에 말린 표고버섯에도 많다. 한 연구에 따르면, 아이슬 란드는 일조량이 적지만, 사람들이 등푸른생선을 많이 먹어 우 울증 환자가 적다고 한다.

우울감과 우울증은 완전히 다른 개념이다. 우울감이 단순 감기라면 우울증은 독감이다. 우울감이 있다고 해서 우울증이 생기지는 않는다. 또 일시적인 우울감과 달리, 우울증은 살고 싶은 마음이 없어 죽음에까지 이를 만큼 심각한 질환이다.

만일 우울감이 몇 주에 걸쳐 이어진다면 우울증과 함께 만성피로증후군, 급만성 간염, 초기 치매 증상 등 신체적인 질환도 함께 고려해야 한다. 단순 우울감은 비교적 쉽게 개선되지만 다른 원인이 있다면 회복이 쉽지 않다. 한의학적 양생법에서는 "봄에는 만물을 생장하도록 하고 죽여서는 안 된다. 도와야지 빼앗으면 안 되고, 적절한 상을 내려야지 벌을 줘서는 안 된다."라고 했다. 마음을 여유롭고 너그럽게 가지라는 의미다.

자연 변화에 완벽하게 적응하는 사람은 없다. 삶 자체가 적응해가는 과정이다. 봄철에 느끼는 우울감은 어쩌면 당연한 것인지도 모른다. 자신의 감정을 숨기지 말고 드러내보자. "나 봄 타나 봐요."

이열치열 잘못하다간
사람 잡을 수도

여름철에는 보양식(保養食)을 많이 찾는다. 여름철의 대표적인 보양식은 바로 삼계탕(蔘鷄湯)이다. 삼계탕에 들어가는 인삼과 닭은 모두 기운이 따뜻한 재료다.

한 방송 프로그램에서 외국인 1,000명에게 설문조사를 했더니, 가장 이해하기 힘든 한국인의 문화가 바로 무더운 여름날 뜨거운 탕을 먹으며 "아, 시원하다."를 연발하는 이열치열(以熱治熱)이라고 나왔단다. 그러나 한국인이라고 해도 이열치열을 제대로 이해하고 있는 사람은 드물다. 이열치열을 단지 '열은 열로 치료해야 한다.'라고만 알고 있다면 이것은 선무당이 사람 잡는 꼴이다.

한의서에서는 이열치열이라는 단어를 찾아보기 어렵다. 이열치열 대신 《상한론(傷寒論)》에 '열인열용(熱因熱用)'이라는 표현이 있다. 열(熱)로 인한 것은 열(熱)한 약을 사용해 치료한다는 의미다. 겉으로는 열이 나지만 내부는 실제로 차갑기 때문에, 뜨거운 성질의 약을 사용해 치료하는 것이다. 실제적인 원인이 무엇인지를 파악해 치료해야 함을 강조한 표현이다.

《황제내경(黃帝內經)》에서는, 한증에 더운 약을 쓰고[이열치한], 열증에 차가운 약을 써서 치료하는 것[이한치열]을 '정치(正治)'라고 했다. 반면, 한증에 찬 약을 쓰고[이한치한] 열증에 뜨거운 약을 쓰는 것[이열치열]을 '반치(反治)'라고 했다. 이열치열을 반치라 한 것은 열을 열로 치료하는 것이 일반적인 치료법이 아니라는 뜻이다. 이열치열 같은 반치법은 진단이 복잡하거나 엄중한 질환을 치료하는 고수의 치료법 중 하나였다. 《유경(類經)》에는 "외부에 나타난 증상이 진짜인 경우는 정치(正治)를 하기 때문에 이것을 아는 데 어려움이 없다. 그러나 외부에 나타난 증상이 가짜인 경우는 반치(反治)를 해야 하기 때문에 많은 어려움이 따른다."라고 했다.

이열치열은 겉으로 나타나는 증상에 얽매이지 않고 눈에 보이지 않는 곳의 원인을 찾아 치료하는 난해한 치료법이다.

마치, 설사를 하는데 설사가 더욱 심해지게 하는 치료법을 행하거나, 대변이 막혔는데도 건조한 약을 쓰거나, 손발은 얼음장처럼 차가운데 차가운 성질의 처방을 하는 것이 모두 이열치열과 같은 반치법이다.

겉으로 드러난 눈에 보이는 증상이 진실이 아닐 수도 있다. 병을 치료할 때는 반드시 그 근본이 되는 원인을 파악해야 한다고 해서 '치병필구어본(治病必求於本)'이라고 했다. 엄밀하게 따져보면, 이열치열과 같은 반치법도 보다 근본적인 원인을 찾아서 제거한다는 측면에서는 동일하다. 그러나 이열치열은 아무 때나 적용하는 치료법이 아니다.

무더운 여름날 제대로 된 이열치열을 적용해야 경우가 있다. 차가운 얼음물이나 냉수를 마시고, 아이스크림을 자주 먹고, 수박과 참외 같은 차가운 성질의 과일을 냉장고에 넣어 더욱 차갑게 해 먹는데도 피부는 덥고 열감이 심해 더위를 참기 힘든 경우다. 바로 겉은 덥지만 속은 냉한 경우다. 열은 가짜이고 냉이 진짜인 셈이다.

문제는 이열치열이 잘못 적용되는 경우가 일상에 꽤 있다는 것이다. 감기나 편도선염으로 고열이 나는데 소주에 고춧가루를 넣어서 마신다거나 열이 나는데도 뜨거운 방에서 이불을 뒤집어쓰고 있는 민간요법이다. 또 더위를 다스리겠다고 음식에 청양고추를 일부러 넣어 먹는 것도 잘못된 이열치열이다.

　무더운 여름철, 어쩌다 한 번 삼계탕을 먹으면서 이열치열의 심오한 이치까지 생각할 필요는 없을 것이다. 그렇다고 해도, 무작정 삼계탕같이 뜨거운 음식만 찾는 것은 잘못된 이열치열이다. 여름철에 냉면이나 오이냉채는 일반적으로 적용되는 정치(正治)지만 삼계탕은 드물게 적용되는 고수의 반치(反治)일 뿐이다. 열이 많은 누군가에게는 삼계탕이 불난 곳에 붓는 기름이 될 수 있다는 것을 알아야 한다.

여름 열매가 찬 데엔
이유가 있다

여름에는 다른 계절에 비해 과일이 넘쳐난다. 그냥 먹기도 하고 주스로 갈아 마시거나 팥빙수에 넣어서도 먹는다. 그런데 과일을 먹고 나서 간혹 배가 살살 아픈 경우가 있다. 냉장고에 보관하는 경우가 많아 차가움이 원인일 수도 있겠고 너무 많이 먹어서일 수도 있다.

여름철에 과일을 많이 먹고 배탈이 나는 이유는 다름 아닌 여름 과일의 냉(冷)한 기운 때문이다. 《동의보감(東醫寶鑑)》 서문(暑文)에는 "여름철에 생랭(生冷)한 채소와 과일을 많이 먹으면 속을 상한다[生冷菰果以傷其內]."라고 나온다. 이를 보면 냉장고가 없던 시절에도 여름 채소와 과일을 많이 먹어 배탈 난 경우가 꽤 있었나 보다.

여름 과일이 냉성을 띠는 데는 이유가 있다. 바로 계절 때문이다. 더위를 견디기 위해 자신은 서늘한 기운을 가지고 있어야 한다. 모든 생명체는 자신이 처한 환경과 상반된 기운을 갖고 있다. 선인장은 물기를 많이 머금고자 잎을 가시로 바꿨고, 습지에 사는 창포나 갈대는 수분을 쉽게 버리기 위해 줄기 속을 텅 비운다. 추운 지역의 참치나 연어, 고등어는 지방이 많아 통통하고, 더운 지역에 사는 열대어는 납작한 것이 많다. 에스키모인은 피하지방이 많아 열 보존 능력이 좋고, 적도에 사는 원주민은 몸이 말라 열 발산 능력이 좋다.

모두 환경에 적응하기 위한 결과로 형태와 기운을 달리하는 것이다. 하물며 무생물인 물도 그렇다. 같은 약수터의 물이라도 계절에 따라 물의 온도가 달라진다. 모 지역 얼음골의 경우, 여름철 외부 온도가 높을수록 더 차가운 물이 솟아나고 겨울에는 물이 따뜻해진다고 한다. 이처럼 삼라만상이 비슷한 자연의 이치에 따른다.

그래서 여름철에 나는 수박, 자두, 토마토, 가지 등은 차가운 성질이 있고 멜론, 참외, 오이, 여주, 수세미오이, 식용 박 등 여름에 익는 박과식물도 대부분 기운이 차다. 반대로 한겨울

열매의 기운은 따뜻하다. 대표적인 열매가 산수유다. 학창 시절 국어 교과서에 수록됐던 〈성탄제〉라는 시에 아버지가 열병에 걸린 아들을 위해 눈을 헤치고 산수유 열매를 따 온다. 그래서 산수유에 해열 작용이 있는 것으로 알고 있는 이들이 많은데, 산수유의 기운은 따뜻하다.

채소도 마찬가지다. 배추, 유채, 시금치, 근대, 미나리, 셀러리, 상추, 쑥갓 등은 대표적인 여름 채소로, 성질이 서늘하다. 반면 부추, 고추, 파 등은 여름철 채소라도 성질이 따뜻한데, 매운맛을 낸다는 게 공통점이다. 매운맛 자체는 기운이 따뜻하고 뭉친 기운을 풀어준다.

한편, 여름 열매 중에도 성질이 따뜻하거나 뜨거운 과일이 있다. 복숭아, 살구, (황)매실, 앵두 등이다. 이들의 공통점은 모두 장미과라는 것이다. 과(科)가 같다는 것은 기원 식물이 비슷하다는 것으로, 원래는 한 식물에서 파생되어 나온 것이라는 사실을 알 수 있다. 그래서 과가 같으면 서로 기운도 비슷해진다. 다른 예로 도라지, 더덕, 잔대(사삼)는 모두 초롱꽃과로, 모양이나 효능이 비슷하다.

무더운 여름철에 기운이 차갑고 서늘한 과일은 더위를 식히는 데 제격이다. 차가운 기운으로 열을 치료하는 이한치열(以

寒治熱)인 셈이다. 다만 너무 많이 먹으면 배탈이 날 수 있고, 더군다나 속이 냉한 체질은 조금만 먹어도 배탈이 날 수 있다. 요즘 건강주스라고 해서 이것저것 채소나 과일을 막 넣고 갈아 마시는 경우가 많은데, 속이 냉한 체질은 주의할 필요가 있다. 무더운 여름에 서늘한 기운의 제철 과일을 먹는 것은 자연의 섭리를 따르는 것이다. 다만 적당히 먹어야 한다는 전제조건에 한해서 말이다.

제철 음식이야말로
진짜 보양식

세상에서 우리나라 사람처럼 보양식에 열광하는 이들도 없을 터인데, 보양식을 먹겠다고 광고하고 다녀도 거리낌 없는 기간도 있다. 바로 삼복이다.

복날에 개를 먹기 때문에 개 견(犬) 자가 들어 있는 복(伏) 자를 사용한 것으로 알고 있는 사람도 있다. 하지만 견(犬)은 먹는 개가 아니다. 〈농가월령가〉에는 "황구(黃狗)의 고기가 사람을 보한다."라고 했고, 《동의보감》에는 "모구육(牡狗肉: 수컷 개고기)은 성질이 따뜻하고 오장을 편안하게 한다."고 했다. 황웅견(黃雄犬)과 찐 밥, 누룩을 섞어 만든 술은 무술주(戊戌酒)라고 했다. 개를 뜻하는 한자로 견(犬)과 구(狗), 술(戌)을 함께 사용했지만, 일반적으로 식용 개는 '구(狗)'라고 했다.

복(伏)은 엎드린다는 의미로 '잠복돼 있다'는 말이다. 한의서에 복서(伏暑) 또는 복기(伏氣)라는 말이 있다. 복서는 더위로 인한 후유증을 의미하고 복기는 즉시 병을 일으키지 않고 체내에 일정 기간 머물다가 병을 일으키는 사기(邪氣: 나쁜 기운)를 말한다. 복(伏)은 숨어 있는 삿된 기운이 있으니 주의하라는 의미다. 아마도 숨은 사기는 양기(陽氣)에 억눌린 음기(陰氣)일 것이다. 따라서 복날에 음식을 챙겨 먹는 것은 복날을 잘 이겨내자는 질병 예방의 의미가 강하다. 중국 《형초세시기(荊楚歲時記)》는 "복날에는 탕과 떡을 먹는데, 이는 악귀를 물리치기 위함이다[伏日食湯餅 名爲辟惡]."라고 했다. 옛날에는 우리나라에서도 복날에 팥죽을 먹어 더위를 물리치고 면역력을 키웠다. 당시 민속신앙에서는 팥의 붉은 기운이 질병을 일으키는 귀신을 물리친다고 믿었다.

복날에 삼계탕이나 개고기를 먹은 역사는 그리 길지 않다. 인삼 재배가 조선 중종 때 시작되었다고 하니, 삼계탕은 흔한 음식일 수가 없었다. 게다가 이름도 원래는 계삼탕(鷄蔘湯)이었다. 개를 먹은 역사는 길지만, 삼복에 개를 먹는 풍습은 조선 후기에 편찬된 《동국세시기(東國歲時記)》에 처음 등장했다. 이를 보면 그 이전까지는 흔한 풍습이 아니었음을 알 수 있다. 중국에서는 초복을 두복(頭伏), 중복을 이복(二伏), 말복을 삼복(三伏)이라고 했다. 두복에는 교자(餃子: 만두)를 먹고 이복에는 면(麵: 국수)을 먹고 삼복에는 병탄계단(餅攤雞蛋: 달걀지지미)을 먹었다고 한다.

주위에 독특한 보양식을 찾는 사람이 많다. 동물 수컷의 생식기나 쓸개를 찾아다니는 사람도 있고 꼬리만 즐겨 먹는 사람도 있다. 보신탕(補身湯)을 보신탕(補腎湯)이라고 바꿔 쓰고 있으니, 모두 잘못된 믿음에서 생긴 보양식문화다. 여기서 '신(腎)'은 남성 생식기를 의미한다.

중국《예기》에 팔진(八珍)이라는 보양식이 나온다. 그중 하나가 후두갱(猴頭羹), 즉 원숭이머릿국이다. 갱(羹)은 국을 가리

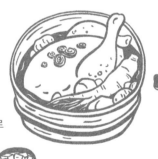

복날이라고 해서 독특한
보양식을 찾을 필요는 없다.
주위에 흔히 있는 제철 음식이야말로
진짜 보양식이다.

키는데, 옛날에는 탕(湯)과 비슷하게 사용된 글자다. 특이한 보양식에 열광하는 사람들은 옛날 중국 사람들이 실제로 원숭이 머리를 탕으로 끓여 먹었다고 오해할 수도 있다. 하지만 여기서 후두(猴頭)는 버섯의 한 종류인 원숭이머리버섯[猴頭菇]을 의미한다. 노루궁뎅이버섯처럼 말이다.

《한비자》의 '유로(喩老) 편'에 상저옥배(象著玉杯: 상아 젓가락과 옥 술잔) 이야기가 나온다. 주지육림으로 유명한 은나라 주왕이 상아로 젓가락을 만들게 하자, 숙부인 기자가 상아 젓가락으로는 코끼리고기나 표범의 태반 정도는 먹어야 할 것이니 마지막이 어찌될지 두렵다고 걱정한다.

복날이라고 해서 독특한 보양식을 찾을 필요는 없다. 주위에 흔히 있는 제철 음식이야말로 진짜 보양식이다. 흔한 식재료일수록 언제든지 쉽게 활용할 수 있어 더욱 좋다. 도대체 무엇까지 먹어봐야 보양식에 대한 미련을 버릴 수 있을까. 우리 손에도 상아 젓가락이 들려 있는 것 같아 심히 걱정스럽다.

천연 모기향이라도
인체에는 해로울 수 있다

옛말에 견문발검(見蚊拔劍)이라고 했다. '모기 보고 칼을 뽑
는다.'라는 뜻으로, 모기 한 마리 잡으려고 굳이 칼까지 사용할
필요는 없다는 의미다. 하지만 우리는 모기 때문에 알게 모르
게 칼을 휘두르고 있다. 흔히 사용하는 모기약이 그것이다.

어릴 때 시골에서는 평상에 누워 수박을 먹으면서 바로 옆
에 볏짚이나 풀을 태워 연기를 냈다. 이를 모깃불이라고 했는
데, 엄밀하게 말하면 모깃불은 모기를 죽이는 것이 아니라 연
기를 이용해 유인하는 것이다. 모기는 열과 냄새에 민감해서
연기를 쫓아가는 습성이 있기 때문이다. 식물 외에도 뱀장어나
박쥐를 말려 계피, 유황과 함께 가루 내 태우기도 했다. 재료에

따라 연기 자체의 특별한 향으로 방충 효과를 기대할 수 있다. 풀이나 볏짚을 태우는 모깃불이 연기를 이용한 유인제라면, 부평초, 계피, 유황 등은 기피제다.

우리가 많이 사용하는 모기향도 기피제를 이용한 대표적인 모기약이다. 모기향을 만드는 주재료는 국화과인 제충국이다. 과거 우연히 특정 꽃 주위에서 벌레들이 죽어 있는 것을 보고 그 꽃 이름을 제충국(除蟲菊)이라고 지었다. 영어로는 Insect flower 혹은 Pyrethrum flower라고 한다. 제충국에는 피레트린(Pyrethrin)이라는 정유 성분이 있는데, 모기의 운동신경절에 영향을 미쳐 호흡근육과 날개근육을 마비시킨다. 꽃과 열매에 가장 많다. 적은 양은 모기를 기절시키지만 많은 양을 쓰면 모기가 죽는다. 피레트린은 모기향 이외에도 전기 모기매트나 스프레이 제제에도 기본으로 사용된다.

피레트린이 포함된 모기약 등을 광고하는 문구를 보면 "100퍼센트 천연 살충 성분" 또는 "100퍼센트 natural pyrethrins" "사람과 자연에 안전한 100퍼센트 천연 피레트린 성분" "온혈동물인 사람이나 가축에는 독성이 없다"는 식으로 설명하고 있다. 하지만 천연이라고 해서 안전한 것은 결코 아니다. 우리가 알고 있는 많은 독성 물질은 자연에서 추출한 천연 물질이다. 일례로, 아마존 원주민은 사냥할 때 독화살에 큐라레(Curare)라는 독을 바르는데, 이는 여러 가지 식물에서 추출한 천연 알칼로이드 성분이다. 우리가 알고 있는 대부분의 독은 자연(natural) 상태의 것이다. 천연을 강조해 독성이 없는 것처럼 광고하면 위험을 초래할 수 있다.

피레트린의 쥐에 대한 독성 정도는 LD50(Lethal dose 50: LD는 치사량으로, 실험동물의 50퍼센트를 죽이는 데 필요한 양을 의미) 72mg/kg으로, 사람에 대한 1일 허용 기준량은 0.04mg/kg으로 정해져 있다. 사람에게는 독성이 상대적으로 약하지만, 고용량에서는 호흡근육이나 운동근육 마비를 유발할 수 있다. 또한 천연이 아닌 합성 제제의 경우 미국과 유럽연합은 안전성이 입증되지 않았다는 이유로 사용을 금지하고 있다.

인체에 무해한 방충제나 살충제는 없다. 밀폐된 공간에서 모기약을 과다하게 사용하면 인체에도 치명적이다. 따라서 밀폐 공간에서는 절대 모기향을 피우지 말아야 한다. 어린 아이와 노약자에게는 더욱 위험하다. 스프레이 모기약도 사용 후 반드시 환기하고, 전기 모기매트도 갓난아기 옆에서는 피우지 말아야 한다. 천연이라고 안전한 것만은 아니다.

폭염으로 인한 탈수 예방,
이온 음료보다 맹물

입추가 지났는데도 폭염이 계속되면서 여기저기서 "더위 먹었다."는 말이 끊이지 않고 들린다. 우리말의 '먹다'라는 표현에는 어떤 물리적·감정적 자극을 받아들인다는 의미도 있다. '겁먹다'가 그 예로, 이는 식겁(食怯)의 우리말이다. 더위를 먹은 경우를 한의서에서는 식서(食暑) 대신 중서(中暑)라고 했다. 중풍(中風)의 중(中)과 같은 글자로, 무언가에 '적중되다'라는 뜻이다.

중서, 즉 더위 먹은 병을 요즘에는 온열 질환이나 일사병, 열사병 등으로 표현한다. 일사병이 나면 땀을 많이 흘리면서 탈수가 생기고 전해질 균형이 깨진다. 열사병에 걸리면 체온 조절이 안 되면서 의식불명에 빠지고 사망에 이르기도 한다. 모두 체온을 낮추면서 동시에 적절한 수분을 공급하는 것이 기본 처치법이다.

여름철에 지나치게 땀을 많이 흘려 탈수가 일어난 경우, 적당량의 전해질이 포함된 이온 음료가 도움이 될 수 있다. 이온 음료가 없다면 생리식염수 농도(NaCl 0.9퍼센트)로 소금물을 만들어 마시면 되는데, 생수 1리터에 천일염 9그램 정도를 녹여 마시면 된다. 하지만 탈수를 예방하기 위해서라면 이온 음료보다는 맹물이 좋다.

수분은 농도가 낮은 곳에서 높은 곳으로 움직이면서 농도를 비슷하게 맞추려고 한다. 이것을 삼투압 현상이라고 하는데, 우리 몸에서도 이런 작용이 일어난다. 체액은 일정한 삼투압(약 290mOsm/L: 리터당 290밀리오스몰)을 갖고 있어 삼투압이 거의 0인 맹물을 마시면 자연스럽게 수분이 체내로 이동한다. 짠음식을 먹은 후 물이 많이 먹히는 것도 삼투압을 통해 농도를 조절하기 위해서다. 하지만 보통 이온 음료에는 포도당이나 미네랄이 포함돼 있고 삼투압(약 320~370mOsm/L)이 체액보다 높아 정작 수분이 체내로 잘 흡수되지 않는다. 최근에는 체액의 삼투압과 비슷하거나 약간 낮게 맞춘 이온 음료가 출시되기도 했다.

이온 음료는 수분을 보충하는 용도가 아니라 전해질을 보충하기 위해서 마시는 것이라는 사실을 알아야 한다. 수분을 보충하려면 맹물이나 체액과 비슷한 염분 농도의 생리식염수를 마시는 것이 좋다. 이온 음료는 체액과 비슷한 상태의 전해질 음료이지만, 가장 큰 차이라면 바로 당도가 높다는 것이다. 생리식염수가 맛이 없어 여기에 당분을 첨가한 것이 이온 음료다. 시중 이온 음료의 당도는 6퍼센트 정도다. 이는 각설탕 7~8개 정도가 들어 있는 양이다. 역시 체액에 비해 삼투압이 높다.

간혹 평상시에도 이온 음료를 즐겨 마시는 사람이 있는데, 몸에는 아무런 의미가 없다. 우리 몸은 항상성 때문에 전해질 농도를 일정하게 유지한다. 따라서 전해질이 부족하지 않을 때 마시는 이온 음료의 미네랄(전해질)은 소변으로 모두 빠져나간다. 운동 전에 미리 먹는 소금도 의미 없다. 그냥 맹물을 마시는 것이 좋다. 이뇨 작용이 있는 카페인 음료나 알코올 음료 등도 일시적으로는 수분을 보충하지만, 결과적으로 마신 양보다 더 많은 수분을 소변으로 배출하기 때문에 적절한 수분 보충 방법이 아니다. 시중의 탄산 음료는 당분이 10퍼센트 이상이라 수분 흡수를 방해하는 데다가 갈증을 더욱 유발해 역시 바람직한 수분 섭취 방법이 아니다.

덥다고 해서 너무 찬 물을 마시는 것은 좋지 않다. 아침에 일어나 냉수 한잔 마시는 것이 한때 최고의 건강법으로 알려지기도 했지만, 몸에 스트레스만 줄 뿐이다. 차가운 물이 변비에 도움이 된다는 것은 장을 불편하게 한 결과다. 상온이나 체온과 비슷한 물이 훨씬 좋다.

물은 평소 갈증이 나기 전에 천천히 조금씩 자주 마시는 것이 좋다. 물도 씹듯이 마시면 흡수율이 높아진다. 탈수를 예방하고 수분을 보충하려면 그냥 맹물을 마시자. 간혹 아무것도 하지 않는 것이 건강에 이로울 수 있다.

열대야에 잠 못 이루는 이유,
야식 때문

한여름이 되면 밤이 길어져 늦게까지 활동하는 사람도 많고, 날이 더워서 밤잠을 설치는 일도 잦아진다. 깨어 있는 시간이 길면 당연히 활동량도 늘어나고 먹을 기회도 많아진다. 잠이 안 와서 야식을 먹고, 야식 때문에 잠을 더 못 자게 된다.

야식(夜食)의 역사는 꽤 오래된 것 같다. 우리말로는 '밤참'이다. 농부들이 식사 사이에 먹는 음식을 새참이라고 했다. 새참은 '사이참'의 준말이고 '참'은 한자 '찬(餐)'이 변한 것이다. 궁중에서는 밤참을 한자를 섞어서 야참(夜-)이라고 했는데 야참은 야찬(夜餐)에서 온 것임을 알 수 있다. 기록에서는 왕은 야참까지 해서 하루에 다섯 번을 먹었다고 한다. 밤에 먹는 수랏

상을 '야다소반과(夜茶小盤果)'라고 했다. 그리 많은 양은 아니었던 것 같다.

　우리 조상들은 야식을 필요에 의해 먹었지만, 건강에 그리 좋지 않다는 것은 익히 알고 있었다. 《동의보감》에는 '야식(夜食)'이라는 단어가 나오는 '족(足) 편'에 "늦은 밤에 식사를 하면 혈기가 막히기 때문에 붓는 것과 아픈 것이 더 심해진다[夜食則血氣壅滯而愈增腫痛矣]."라고 기록돼 있다. 또한 '내상(內傷) 편'에는 "야식을 많이 먹으면 췌장이 음식을 잘 소화시키지 못한다[夜食多則脾不磨].'라고 나온다. 《황제내경》에도 "위불화즉와불안(胃不和則臥不安)"이라는 말이 있는데, '위장의 기운이 조화롭지 못하면 누워도 편안하지 않다.'라는 뜻이다.

　최근 야식과 관련된 흥미로운 연구 결과가 발표됐다. 미국 수면전문가학회 학술회의 발표에 따르면, 수면 부족 상태에서 야식을 먹으면 주의력 결핍 증상을 보인다고 했다. 며칠 동안 실험 참가자들의 야식과 수면 시간을 통제해 한 그룹은 야식을 먹게 하고 다른 그룹은 야식을 먹지 못하도록 한 결과, 야식을 먹은 그룹에서 다음날 주의력 결핍 증상이 나타났다는 것이다. 이 실험의 의미는 야식이 숙면을 방해한다는 것이다.

　갑작스러운 야식은 우리 몸의 생체리듬에 혼란을 가져온

갑작스러운 야식은
우리 몸의 생체리듬에 혼란을 가져온다.
우리 몸이 '밤을 새워 일을 하려나?' 하고
착각하는 것이다.

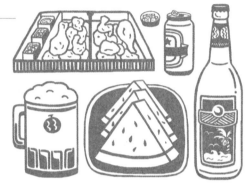

다. 우리 몸이 '밤을 새워 일을 하려나?' 하고 착각하는 것이다. 배가 고파서 잠이 오지 않을 때는 어느 정도의 음식이 숙면에 도움을 주지만, 많은 양의 음식은 방해가 된다. 장의 불편함 외에도, 소화가 되면서 흡수되는 각종 영양소에 의해 교감신경이 흥분되고 생체 징후가 활발해지면서 잠이 깬다. 숙면을 직접적으로 방해하는 야식이 있다. 수박, 멜론 같은 과일과 맥주다. 공통점은 수분량이 많으면서 동시에 이뇨 작용이 있다는 것이다. 요의(尿意) 때문에 잠을 설치고 소변을 보기 위해 중간에 한두 번 일어나야 한다.

숙면을 취하려면 트립토판(Tryptophan)이 많은 음식을 먹는 것이 좋다. 트립토판은 음식을 통해 섭취해야 하는 필수 아미노산으로, 우리 몸에서 세로토닌을 만들어 마음이 편해지고 깊은 잠을 자는 데 도움을 준다. 야식으로 즐겨 먹는 닭고기(치킨), 돼지고기(족발), 오리고기(훈제오리) 등에도 들어 있지만, 세로토닌 효과는 과식으로 상쇄돼버린다. 위에 음식이 가득 차 있으면 세로토닌으로도 진정이 안 된다.

야식으로 인한 가장 흔한 소화기 문제는 역류성 식도염이다. 위하수나 위무력증도 생기고 트림이 잦아지거나 입냄새가 심해질 수 있다. 과식을 한 상태에서 바로 누워 잠들면 수면중 무호흡증후군이나 코골이도 심해진다. 심한 비만이라면 횡격막의 압박으로 숨을 쉬기도 어려워진다.

도저히 잠들 수 없는 열대야에 어쩌다 한 번쯤 기분전환으로 먹는 야식이라면 그리 나쁠 것은 없다. 다만 과식은 금물이고, 적당한 야식 후에 최소 2시간 정도는 깨어 있도록 하자. 더운 여름밤 야식은 짧은 즐거움을 주는 대신 긴 불편함을 준다.

가을, 체온 유지에는
매운맛보다 신맛

무더운 여름이 언제 끝날까 싶을 때 어느새 모기 입이 돌아가고 귀뚜라미가 울어댄다는 처서(處暑)가 찾아온다. 좀 선선해져서 좋은가 싶으면 새벽녘에는 벌써 쌀쌀한 기운이 감돌아 걷어낸 이불을 찾아 뒤척거리게 된다. 그럴 때일수록 더욱더 체온 유지에 힘써야 한다.

환절기 하면 보통 봄을 떠올린다. 봄 환절기는 날씨가 따뜻해지는 쪽으로 가기 때문에 관리가 소홀해도 건강에 큰 문제가 일어나지 않는다. 하지만 가을 환절기는 여름에 많은 기운을 소모한 데다 날씨가 쌀쌀해지기 때문에 건강을 잘 챙겨야 하는 시기다. 그러지 않으면 가을, 겨울을 지나면서 잦은 감기, 피부 질환부터 심지어 심장마비나 중풍 등 심각한 질환으로 이어질 수 있다.

가을은 오행 중 쇠[金]에 해당하는 계절인데, 양명조금(陽明燥金)의 계절이기 때문에 건조하다. 따라서 피부도 쉽게 건조해져서 가려워진다. 가을은 폐, 대장과 관련이 있어 폐 기능이 저하되면서 기침이나 비염이 심해지고 대장 점막이 마르면서 변비도 심해진다.

신맛은 이를 보(補)하는 맛이다. 신맛은 기운을 수렴하면서 진액을 만들어 건조함을 막아주고 폐 기능을 좋게 한다. 레몬을 떠올리면 침이 생기는 것도 바로 신맛의 기운 때문이다. 신맛은 기운을 끌어당기면서 보호하는 기능을 한다.

맛으로 오장의 기운을 조절하는 것을 고욕보사법(苦欲補瀉法)이라고 한다. 폐는 신맛을 좋아하기 때문에, 폐를 급히 보하려면 오미자 같은 신 음식을 먹으라고 했다. 오미자 외에도 신맛이 많은 가을 과일이 좋다. 가을 과일은 냉성인 여름 과일과 달리 성질이 따뜻하고 신맛이 강하다. 대표적으로 사과, 모과, 오미자, 유자, 석류, 귤, 포도 등이 있다.

가을 환절기에 면역력을 높이기 위해서는 무엇보다 체온 유지가 중요하다. 체온을 높인다고 하면 대체로 매운맛을 많이 떠올린다. 실제로 매운맛은 혈관을 확장하고 혈액 순환을 촉진해 곧바로 체온을 높이는 효과가 있다. 하지만 동시에 발한(發汗) 작용을 하기 때문에, 상승된 체온은 땀으로 인해 곧 떨어진다.

반면, 신맛은 혈관을 수축하고 땀구멍을 막기 때문에 땀을 억제해 체온을 유지한다. 체표면의 혈관이 수축하기 때문에 심부의 혈액 순환이 좋아지면서 중심 체온이 서서히 높아진다. 신맛 음식을 먹으면 신진대사가 활발해지고 기초대사량이 높아진다. 매운맛이 양은냄비라면 신맛은 뚝배기다.

포유류는 음식에 포함된 영양소를 에너지로 만들어 사용한다. 영양소에서 전환된 화학에너지가 세포 내 미토콘드리아의 구연산회로를 거쳐 에너지(ATP)로 바뀌는 것이다. 이렇게 만들어낸 에너지 중 25~35퍼센트는 운동에너지로 전환돼 소모되고 나머지는 열에너지로 변환돼 체온을 유지한다. 여기에 반드시 구연산 같은 유기산이 필요하다. 구연산은 레몬에 있는 산을 부르는 말인데, 구연이 바로 레몬이다. 레몬 외에도 다양한 감귤류에 많다.

발효 식초도 도움이 된다. 하루 섭취량은 원액(pH 3~4) 기준으로 체중의 5퍼센트 정도면 적당하다. 체중이 60킬로그램이면 하루 30밀리리터 정도 마시면 된다. 너무 많이 먹으면 속쓰림이 생기므로, 희석해 마시거나 적당량을 요리에 활용한다. 식초는 자체로 기운이 따뜻한 편이다. 사과식초, 석류식초, 오미자식초, 살구식초 등은 원재료의 기운도 따뜻하기 때문에 금상첨화다.

체온 유지는 면역력을 키우는 데 매우 중요하다. 신맛은 항피로 효과도 있고 체온 상승과 유지에 도움을 주면서 면역력을 높이는 중요한 맛이다. 유독 가을에 신맛을 즐겨 찾았던 조상의 지혜로 가을 환절기의 건강을 챙겨보자. 이솝우화에서 신맛 때문에 신 포도를 포기한 여우는 건강까지 포기한 것이다.

해열제나 항생제를 달고 살면
면역력이 떨어진다

　겨울이 다가오면 병원에 감기 환자가 크게 느는데, 이때마다 마치 생일을 챙기듯이 독감 예방접종을 한다. 독감은 일반 감기와 달리 폐렴 등의 합병증이 두렵지만, 어린 아이나 노인, 특정 소모성 질환을 앓는 사람이 아니라면 독감 또한 크게 두려워할 필요는 없다.

　감기나 독감에 걸리면 열이 난다. 열이 나는 것은 바이러스(인플루엔자) 감염 증상 중 하나다. 열은 외부에서 침입한 바이러스를 몰아내기 위한 면역체계의 처방이다. 바이러스는 대략 28도에서 가장 활발하게 번식하는데, 우리 목(인후부와 상부기관지)의 온도가 그쯤 된다. 감기에 걸렸을 때 체온이 높아지는 이유는, 바이러스가 몸에서 번식하지 못하게 하려는 것이다. 이 것은 몸의 면역체계가 살아 있음을 알리는 신호이자 살고자 하는 발버둥이다.

40도 가까운 고열을 앓고 신체적인 컨디션이 급격하게 저하된 경우에는 해열제가 필요할 수 있다. 하지만 37~38도에서도 해열제를 먹는 것은, 마치 지상군이 작전을 짜서 열심히 적을 몰아내고 있는 상황에서 한마디 상의도 없이 나타나는 지원군의 비행기 폭격과 같다. 지상군 입장에서는 잠시 숨을 돌리고 편할지도 모르겠지만, 항상 지원군(해열제)의 도움을 받는다면 앞으로는 자신의 힘만으로 감당할 수 없게 될 수도 있다.

항생제도 마찬가지다. 항생제가 바이러스 감염에 의한 감기에 임상적인 효과를 나타낸다 할지라도, 세균성 질환에 사용하는 항생제를 감기에 처방하는 것은 문제다. 최근 어린 아이들에게 자가면역 질환이 많아진 이유 중 하나가 바로 항생제의 오남용이다.

제2차 세계대전 당시 이탈리아 로마 근처의 한 마을 주민들 중 많은 이가 인근 늪에 서식하는 모기 때문에 말라리아에 걸려 고열에 시달렸다. 그러다가 전쟁이 끝나고 그 늪을 메운 이후 고열에 시달리는 환자가 줄어든 대신 암 환자가 늘기 시작했다. 다른 사례로, 고열이 나타나는 단독(초기 고열을 동반하는 연쇄상구균에 의한 피부감염 질환)에 걸린 38명의 암 환자 중 20명이 완치됐다는 보고서도 있다. 이 사례들은 모두 열 자체가 항암 작용을 가지고 있다는 것을 의미한다. 바이러스나 세균 감염이 된 경우에 나타나는 고열은 반드시 떨어뜨려야만 하는 두려운 존재가 아니다. 고열은 면역체계를 리셋(reset)하는 초기화 버튼일 수 있다. 최근에 암 치료에 온열(溫熱) 요법이 사용되는 것도 일맥상통한다.

우리 몸의 면역체계를 망가뜨리는 것이 또 하나 있다. 바로 기생충 약이다. 1970~80년대 초등학교를 다녔던 분들이라면 채변봉투를 기억할 것이다. 1960년대 전 국가적으로 기생충 박멸 사업을 시행했기 때문이다. 그 덕분에 기생충에 대한 공포는 사라지는 듯했지만, 알레르기 질환 및 면역 질환이 늘기 시작했다. 체내 기생충이 있는 상태는 면역체계가 경계 태세를 갖추고 있는 상황으로, 항상 적절한 면역 반응을 보였다. 하지만 기생충이 없어지자 면역체계가 새로운 자극에 적절하게 대응하지 못하면서 불안정해진 것이다. 실제 약으로 만들어진 돼지편충을 먹어서 대표적인 자가면역 질환인 궤양성 대장염이나 크론병을 치료할 수 있다는 연구 보고도 있다. 돼지편충의

충란 500~2500개(돼지편충 충란은 작은 먼지 정도 크기)가 들어 있는 작은 캡슐을 먹이는데, 편충이 어느 정도 성장하면 2주 정도 후에 대변으로 빠져나온다. 이런 치료법이 바로 기생충 요법으로, 돼지편충이 성장하는 동안 장에서는 방어 작용으로 면역력을 활성화시키는 효과가 나타난다.

장내에는 약 100조 마리의 세균이 서식하고 있다. 대장 속에 서식하고 있는 많은 세균(유해균과 유익균 모두)도 기생충과 처지가 같다. 그렇기 때문에 기생충을 박멸하듯이 장내 세균을 모두 죽이는 것은 곤란하다. 항생제 과다복용이나 장내 건강 문제로 정상 세균총이 파괴되면, 가벼운 장 질환에서부터 심각하게는 류머티즘이나 암 같은 심각한 면역 질환의 원인이 되기 때문이다.

'위생가설'이라는 학설이 있다. 깨끗한 환경일수록 바이러스나 세균에 감염될 가능성이 낮기 때문에 오히려 면역 질환에 시달리는 환자가 늘어난다는 이론이다. 외부의 바이러스나 세균, 그리고 내 몸의 기생충과 장내 세균은 박멸의 대상이 아니라 관리의 대상일 뿐이다. '건강하게' 더불어 살아가야 하는 공존의 대상이다. 그들은 우리 면역체계를 단련해주는 훌륭한 조교이기 때문이다.

생각보다 무서운
냉증의 진실

날씨가 추워지면 손발이 차가워 고생하는 사람이 많다. 손은 차갑다 못해 빨갛고, 동상에 걸린 것처럼 통증도 나타난다. 여름철에도 손발이 차가운 사람에게 겨울은 말할 수 없이 괴로운 계절이다.

수족냉증은 추위를 느끼는 온도가 아닌데도 손발이 차면서 시린 증상을 말한다. 추운 곳에서 따뜻한 실내로 들어와도 손발은 여전히 차갑다. 의학적으로 합병증이 없는 단순한 수족냉증이라도, 정상적으로 생활하는 데 지장이 있으면 치료 대상이다. 수족냉증이 생기는 근본적인 이유는 말초혈관의 과도한 수축으로 인해 혈액 순환이 잘 안 되는 것이다. 체질적으로 손발이 찬 경우가 흔하지만 동맥경화증, 레이노병이나 버거씨병 등의 질환도 손발을 차게 한다. 버거씨병 같은 질환은 손발을 잃게 할 수도 있다. 갑상선 기능 저하증도 수족냉증을 일으키는 대표적인 질환이다.

손발이 차면서도 배(배꼽 주위)가 따뜻한 경우는 있지만, 배가 차면서 손발이 따뜻한 경우는 없다. 배가 뿌리라면 손발은 나뭇가지에 해당하기 때문에, 손발을 따뜻하게 하려면 반드시 복부냉증을 해결해야 한다. 또 복무열통(腹無熱痛)이라는 말이 있듯이 배가 차면 복통도 쉽게 경험한다. 여성의 경우, 아랫배가 차면 생리통도 심해진다. 머리에는 열감이 있고 아랫배와 발은 차가운 상열하한증(上熱下寒症) 치료도 냉증 해결이 먼저다. 이 경우 반신욕이 좋다.

우리 몸에서 가장 많은 열을 생산하는 곳은 바로 골격근(근육)이다. 골격근은 뼈에 붙어 있는 근육으로, 전체 열 생산량의 40퍼센트를 담당한다. 내부 장기나 근육은 꿈틀거리는 연동운동으로 열을 생산하는데, 소화력이 떨어지면 장(근육) 운동이 잘 되지 않아서 열 생산도 안 되고 손발도 차가워진다. 소음인이 그렇다.

몸을 따뜻하게 하기 위해서는 근육량을 늘리고 동시에 근육을 많이 움직여주는 것이 효과적이다. 팔다리를 한 번이라도 움직이면 그만큼 열이 생산된다. 남성들이 소변을 본 후 몸을 부르르 떠는 것도 열을 보충하는 행위다. 추운 야외에서 데이트 중에 여자 친구가 춥다고 하면 외투를 벗어주기보다는 뛰게 하는 것이 건강한 사랑이다.

심부 체온이 1도만 상승해도 면역세포의 활성도와 함께 면역력도 높아진다는 연구 결과가 있다. 반대로 냉증이 지속될 경우 면역세포의 활성도가 떨어지면서 암 발병률도 높아진다. 냉증이 있으면서 동시에 스트레스 등으로 심리적인 긴장도가 높다면 설상가상 면역력은 더욱 떨어진다.

평소 체질적으로 추위를 많이 타고 항상 손발이 차가운 체질이라 해도 몸이 따뜻해질 수 있다. 체질 개선이 가능하다는 말이다. 체질 개선은 자율신경의 조절 능력을 키우고 적응력과 면역력을 강화하면 가능하다. 몸이 따뜻해지면 동시에 식욕이나 소화력도 좋아지고 심리적인 민감도도 낮아진다.

냉증을 줄이는 효과적인 방법이 몇 가지 있다. 첫 번째, 생강차를 즐겨 마시는 것이다. 생강의 더운 기운을 취하려면 껍질을 벗겨 사용한다. 생강 자체는 성질이 따뜻하지만 생강 껍질의 기운은 차기 때문이다. 껍질을 벗긴 생강을 잘게 썰어 볕에 말린 후 차로 복용하면 더욱 효과적이다. 동일한 비율로 대추를 넣어 대추생강차로 마시면 매운맛을 줄일 수 있다.

또한 일상적인 활동을 통해 생활 근육을 키우거나 시간을 내서 근력 운동을 하고, 핫팩을 이용해 아랫배를 찜질하거나 족욕과 반신욕을 생활화하는 것도 좋다. 잠을 잘 때 수면양말을 신는 것도 도움이 된다. 한의학에서는 두한족열(頭寒足熱)이라고 해서 머리를 시원하게, 발은 따뜻하게 하는 것이 건강에 도움이 된다고 했다.

항상 손발이 차가워, 원래 그러려니 하면서 대수롭지 않게 여기는 사람이 많다. 하지만 손발이 차다면 어떻게든 따뜻하게 만들어야 한다. 수족냉증은 단지 손발이 차다는 의미를 넘어, 심각한 질환을 알리는 신호이자 시발점일 수 있기 때문이다.

마스크가 '의무'라면
기침은 '권리'

우리는 일상에서 흔히 마스크를 착용하는데, 그 종류로는 먼지를 차단하는 방진 마스크, 연기를 차단하는 방연 마스크, 독성가스를 차단하는 방독 마스크 등이 있다. 호흡기 질환에 사용하는 마스크는 위생 마스크라고 한다. 감기에 걸렸을 때나 반대로 감기에 걸리지 않도록 예방하는 차원에서 위생 마스크를 쓴다. 추운 날에는 찬 공기를 막아주는 용도로도 사용한다.

위생 마스크는 1918년 발생해 전 세계에서 수많은 목숨을 빼앗아간 스페인 독감이 유행했을 때부터 사용됐다. 당시 마스크는 주로 거즈로 만들어져 찬 공기를 차단하는 효과만 있었을 뿐 외부의 바이러스 침입과 기침을 통한 바이러스 확산을 막아주는 효과는 없었다. 하지만 최근에는 바이러스의 투과를 방지하는 효능이 있는 N95 마스크가 만들어졌다. 공기 중에 떠다니는 미세 과립을 95퍼센트 이상 차단하는 효과가 있다고 한다.

마스크는 차단 작용을 한다. 찬 공기를 차단하고, 바이러스나 세균을 차단하고, 이물질을 차단한다. 건강한 사람에게는 외부로부터 바이러스나 세균의 침입을 막아 질병에 걸리는 것을 예방해주고, 반대로 환자의 입이나 코를 통해 바이러스나 세균이 확산되는 것을 막아준다. 문제는, 이런 차단이 오히려 환자의 감기 회복을 방해할 수도 있다는 것이다. 마스크를 착용한 상태에서 기침하면 밖으로 빠져나가야 할 바이러스가 여전히 마스크 안에 머물면서 환자가 이를 다시 들이마시는 악순환을 겪을 수 있기 때문이다.

환자가 기침을 하는 데는 이유가 있다. 기침하는 이유 중 하나는 폐기관지를 스스로 청소하려는 것이다. 기침을 통해 기관지에서 분비되는 가래를 제거하고 바이러스를 밖으로 몰아내는 작용을 한다. 그래서 기침을 할 때 비산되는 분비물(침)에는 바이러스가 많이 섞여 있다. 기침할 때 공기가 성문을 통과하는 속도는 초속 50~120미터다. 엄청난 속도로 바이러스가 공기 중에 퍼지게 된다. 이런 사실을 알기 때문에 함부로 기침하는 사람을 째려보기도 하고 본인이 기침할 때는 주변 눈치를 보게 된다.

감기 환자에게 마스크를 착용시키는 것은 일종의 격리법이다. 바이러스가 주위로 확산되는 것을 막는 것이다. 공공장소에서 마스크를 착용하는 것은 이미 감기를 예방하거나 전염을 막는 효과가 인정된 관리법 중 하나다. 감기에 걸린 사람이 공공장소에서나 여러 사람이 함께 있을 때 마스크를 착용하는 것은 예의다. 학교나 사무실, 대중교통을 이용할 때 역시 그렇다. 이때 마스크는 일회용으로, 매일 바꾸어 사용해야 한다.

흔히 하는 것처럼 손으로 입을 막고 기침하는 것은 최악의 기침법이다. 기침할 때마다 손을 씻을 수는 없다. 손을 대고 기침한 후 바로 씻지 않고 주위의 온갖 물건을 만지기 때문에 그야말로 바이러스 확산의 주범이 돼버린다. 대신 '드라큘라 기침'이라고 해서 자신의 팔뚝에 대고 기침을 하는 것이 보다 안전한 방법이다.

기침은 시원하게 할 필요가 있다. 주위에 사람들이 없는 외부라면 시원하게 기침하자. 실내에서는 몇 겹으로 접은 휴지를 10~20센티미터 앞에 대고 시원하게 기침한 후 휴지는 잘 접어 휴지통에 버리면 된다.

마스크는 차단 작용을 한다.
찬 공기를 차단하고,
바이러스나 세균을 차단하고,
이물질을 차단한다.

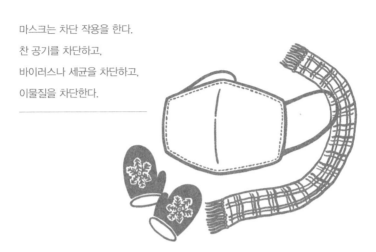

　기침은 바이러스를 몰아내는 자연스러운 치료 과정이다. 억지로 기침을 참거나 손으로 입을 바짝 틀어막고 기침을 하는 것은 좋지 않다. 기침은 폐 안에 상당한 압력이 생겨 갑자기 분출되는 것인데, 이를 억지로 막으면 폐에 무리가 간다.

　감기 환자가 '마스크를 착용하는 것'이 함께 살아가는 공동체에서의 의무라면, '시원스럽게 기침하는 것'은 보다 빠른 회복을 위한 권리일 수 있다. 상대와 주위에 피해를 주지 않는 범위 내에서 자신의 권리를 찾기 바란다.

추운 겨울에는
왜 소변을 자주 볼까

겨울에는 소변이 자주 마려워 화장실 가는 횟수가 늘어난다. 추운 날 야외에 있다면 더욱 그렇다. 겨울철 소변 양이 늘어나는 이유는 무엇일까?

소변 양에 변화를 주는 가장 큰 원인은 수분의 양이다. 당연히 수분 섭취량이 많으면 소변 양이 늘고, 물을 적게 마시면 줄어든다. 특히 카페인이나 알코올은 이뇨 작용이 있어 마신 수분의 양보다 더 많은 소변을 보게 한다. 커피나 맥주를 마셨을 때 화장실에 자주 가는 것도 이 때문이다. 수분은 들어온 만큼 배출된다. 대부분 소변으로 배출되지만 땀이나 대변을 통해서도 나간다. 따라서 땀을 많이 흘리거나 설사를 심하게 하면 소변 양이 줄어든다. 이때 우리 몸은 탈수를 막기 위해 항이뇨 호르몬을 분비해 소변을 만들어내지 않는다.

그런데 우리가 모르는 사이 빠져나가는 수분이 있다. 호흡과 피부를 통해서다. 입김을 '후' 하고 불면 따뜻하고 촉촉한 공기가 빠져나간다. 많은 수분이 함유돼 있음을 알 수 있다. 안경이나 거울을 닦을 때 입김을 이용하는 이유도, 날숨에 포함된 수분을 이용하기 위함이다. 피부도 호흡하기 때문에 가스 교환뿐 아니라 수분 증발도 피부로 이루어진다. 이처럼 우리가 느끼지 못하는 사이에 빠져나가는 수분을 '불감성 수분 손실'이라고 한다. 그 양은 대략 30퍼센트나 된다. 이 중 호흡으로 9퍼센트, 피부를 통해 21퍼센트가 빠져나간다.

상온에서는 불감성 수분 손실량이 일정하지만, 더운 환경에서는 보다 깊이 호흡하고 피부혈관이 확장되면서 수분 손실량이 증가한다. 반대로 추운 환경에서는 보다 얕은 호흡을 하면서 피부혈관이 수축해 수분 손실량이 줄어든다. 즉, 겨울에는 불감성 수분 손실량이 적어지는 대신 잉여 수분이 소변으로 빠져나가 결국 소변 양이 늘어난다. 여름에 비해 땀 배출량이 적은 것도 소변 양이 많아지는 이유다.

피부 각질층의 건강 상태도 수분 손실에 영향을 미친다. 각질은 표피의 최외곽층으로, 촘촘한 세포들로 감싸여 있다. 각 질층은 외부로부터 방어 작용을 함과 동시에 수분을 유지하는 역할을 한다. 따라서 피부 장벽이 손상됐다면 보습이 유지되지 못해 수분이 더욱 쉽게 증발한다. 불감성 수분 손실량이 겨울에 줄어들기는 하지만, 피부가 건조하다면 상대적인 영향을 받을 수 있다.

스트레스를 받거나 많이 긴장해도 소변을 자주 본다. 이런 경우를 '신경인성 방광'이라고 하는데 예민한 체질의 소음인에게 흔히 나타나는 병증이다. 시험 직전 쉬는 시간이나 회사 면접 직전에 화장실을 가고 싶어하는 경우가 여기에 해당한다. 방광에 소변이 가득 차지 않았는데도 소변을 보고 싶은 느낌이 든다. 추우면 긴장도가 더 높아지기 때문에 겨울철에는 신경인성 방광 증상이 더 심해질 수 있다.

한의학적으로 겨울은 콩팥의 계절이다. 콩팥이야 사시사철 제 기능을 하겠지만, 특히 겨울에는 신체 내부적으로 에너지 대사와 내분비 기능이 더욱 활발해져 대사산물이 많아질 수밖에 없다. 특별한 질환이 없다면, 겨울철에 소변 양이 늘어나는 것은 몸이 정상적으로 대사하고 있다는 신호다. 건강하다는 증거인 것이다.

술과 최고의 궁합은
식초안주

연말이 되면 연이은 술자리로 인해 몸도 피곤하고 숙취 때문에 고생도 많다. 하지만 어차피 겪어야 할 일이라면 보다 건강한 방법으로 술과 안주를 선택하는 것도 좋겠다. 체질에 따라 맞는 술이 다르고 술에 따라 맞는 안주의 궁합도 다르기 때문이다.

술은 보통 발효주(맥주, 막걸리, 와인 등), 증류주(브랜디, 위스키, 바이주 등), 희석주(시판 소주 등) 등으로 구분된다. 몸에 열이 많고 마른 사람은 발효주가 잘 맞고, 몸이 차고 잘 붓는 사람은 증류주나 희석주가 잘 맞는다.

맥주는 냉성의 홉과 엿기름을 재료로 해 차갑게 먹기 때문에 가장 기운이 서늘하다. 소위 소이맥팔탕(燒二麥八湯: 소주 2 대 맥주 8의 비율)이라고 하는 '소맥(燒麥)'은 냉성의 맥주와 열성의 소주가 만나 누가 먹어도 무난한 국민주가 된다. '치맥'도 마찬 가지로, 온성의 닭과 냉성의 맥주라 궁합이 좋다. 기운이 열한 양고기도 역시 맥주와 잘 맞는다. 냉성의 돼지고기는 열성의 소주와 잘 맞는다.

국물이 많은 안주는 소주와 잘 맞고, 수분이 많고 기운이 서늘한 과일안주는 브랜디나 위스키와 잘 맞는다. 이렇게 상대 적으로 독한 증류주에는 수분이 많은 안주가 좋다. 반대로 조 기(躁氣)가 강한 마른안주(견과류, 오징어)는 수기(水氣)가 강한 맥 주와 잘 어울린다.

보통 술(안주)이 자극적이면 안주(술)는 담백한 것이 좋다. 포도주와 치즈, 막걸리와 김치는 잘 어울리는 궁합인데, 모두 발효식품이라는 공통점이 있다. 탄산이 많은 맥주와 치즈도 좋 은 궁합이다. 반대로 매운탕[陽]에 마시는 소주[陽]는 불에 기름 을 붓는 격이다. 돼지고기[陰] 수육에 막걸리[陰]도 담담하게 잘 어울리는 것 같지만, 술이 빨리 취하고 숙취도 심하다.

무엇보다 술과 최고 궁합은 바로 식초다. 술은 발효의 중 간 산물이다. 발효 과정에서 당분이 알코올로 변하고, 발효가 더 진행되면 알코올은 아세트산(=식초)으로 변한다. 우리가 마신 술(알코올)도 체내에서 아세트알데히드로 산화되었다가 효소 분해(발효) 과정을 거쳐 아세트산으로 분해된다. 술과 이웃사촌인 식초는 간에서 알코올 분해를 촉진시켜 숙취도 줄여준다.

그래서 식초와 소주를 섞은 혼합주도 있다. 홍초소주다. 소주 작은 병(360밀리리터) 용량에 홍초를 소주잔으로 '한 잔 반' 넣어주면 아주 적절한 배합이다. 홍초는 석류홍초가 좋은데, 석류는 유기산과 당분이 풍부해 갈증을 없애고 자체로도 숙취 해소 효과가 있다. 식초를 곁들인 안주로 먹겠다면 무파래초무침(무+파래+식초)이 좋다. 파래가 아니라도 푸른색을 띠는 안주면 좋다. 엽록소(클로로필)가 풍부한 청록색 기운은 간을 보하기 때문이다. 짙푸른 잎채소인 미나리, 참나물도 좋고 매생이도 최고의 술안주다. 모두 간세포를 보호하고 알코올 분해 작용이 강하다. 푸른색을 띠는 다슬기도 좋다. 알고 보니 다슬기도 엽록소가 풍부한 식물성 플랑크톤을 먹이로 한다.

자신의 체질과 맞는 술을 고르고 궁합이 잘 맞는 안주를 선택하면 된다. 치료를 의미하는 의(醫) 자 아래의 유(酉) 자는 술을 빚는 술단지 모양을 본떠 만든 것으로, 원래 술[酒]을 의미한다. 적당히 마신다면, 연말연시의 술도 약이 될 수 있다.

2장

건강요법의 이해

부작용 없이
효능만 있는 건강요법은 없다

건강 정보의 홍수라 해도 과언이 아닐 정도로 건강 관련 텔레비전 프로그램이 많다. 한 프로그램에서 소개된 일반인 사례자가 다른 프로그램에 연이어 등장해 마치 간증(干證)하듯 효과를 강조한다. 하지만 이들 가정요법은 검증되지 않은 것이 많다.

방송을 통해 해당 사례가 소개되면, 그 자체로 검증된 것으로 여기기 십상이다. 그래서 첫 방송 내용에 문제가 있는데도 다음 방송에서 재인용한다. 대표적인 '레퍼런스 오류'에 해당한다. 이때 전문가의 우려나 부작용 관련 발언은 효능에 묻혀 편집되기 일쑤다. 또 다른 문제는 방송이 거듭되면서 해당

가정요법이 더욱 과장되게 부풀려진다는 점이다. 새 프로그램에서는 지난 방송보다 더 자극적이고 새로워야 하기 때문이다. 당연히 문헌 근거도 빈약하다. 객관적 근거가 없는데도 방송에는 사례자의 놀라운(?) 경험으로 소개된다. 자막에는 "과학적인 근거가 없는 개인적인 소견입니다."라는 단서가 붙지만 시청자는 혹할 수밖에 없다.

치료에는 통계가 필요하다. 일반인이 사용하는 가성요법에 굳이 통계라는 단어를 붙이지 않는다 해도, 대략적인 치료율은 중요하다. 만약 100명에게 특정 처치를 했더니 60명이 호전됐다면 유효율 60퍼센트로 설명할 수 있다. 유효율은 그 치료법의 효능을 의미한다. 그런데 방송에서는 대체로 '단 한 가지 사례'만 집중적으로 부각시킨다. 100명 중 또는 1,000명 중 1명이 효과를 봤다고 다른 사람에게도 효능이 있는지는 알 수 없다. 이 경우, 이 사람에게 이런 결과가 있었으니 다른 사람에게도 동일한 결과가 나올 것이라는 '특수성을 일반화하는 오류'를 범하게 되는 것이다. 모든 건강법은 처한 환경이나 체질에 따라 다른 결과가 나타날 수밖에 없다. 다른 사람에게는 오히려 증세가 악화되는 부작용이 나타날 수 있다.

개인의 견해가 전문가집단의 대표 의견인 것처럼 표현되는 경우도 있다. 대표적인 사례가 '밀가루 글루텐'에 관한 논란이었다. 어느 의사가 밀가루 글루텐을 독으로 표현해 사회적인 문제를 일으킨 적이 있었다. 하지만 밀가루 글루텐은 건강한 사람에게는 전혀 문제가 안 된다는 것이 학계의 공통된 견해다.

방송 같은 대중매체를 통한 정보 전달은 신중을 기해야 한다. 아무리 개인적인 입장에서 피력한 의견일지라도 시청자들은 '방송=공인'이라는 착각을 하기 때문이다. 방송에서의 의견은 암묵적으로 공인된 의견으로 받아들일 가능성이 높다는 것을 명심할 필요가 있다. 물론 필자에게도 해당하는 얘기다.

방송에서 소개되는 많은 건강법은 나름대로 가치가 있다. 하지만 날마다 마시는 물과 공기도 부작용이 있는데, 효능만 있는 건강법은 없다. 한쪽이 들어가면 반대쪽이 튀어나오게 마련이다. 또 먹는 것 한 가지만으로 건강이 좋아질 수도 없다. 의식주와 관련된 모든 것이 관여되어야 한다.

많은 건강 프로그램이 생기면서 가정요법을 통해 건강을 회복하고 질병의 고통에서 벗어날 희망을 찾는 사람들이 늘어난다는 것은 긍정적이다. 하지만 무작정 복용 중인 약을 중지하거나 임의로 자가치료하는 것은 주의해야 한다. 약과 의사를 멀리하는 것이 능사는 아니다.

약과 독 사이에 있는
홍삼

최근 홍삼을 복용하는 가정이 늘면서 홍삼의 효능을 궁금해하는 환자가 많다. 홍삼은 누구나 먹어도 되는지, 부작용은 없는지, 자신이나 자녀가 홍삼을 먹어도 되는 체질인지, 홍삼을 먹고 있는데 왜 효과가 없는지, 자신의 증상이 혹시 홍삼 때문은 아닌지 등이다.

홍삼의 역사는 생각보다 오래됐다. 1123년 고려 인종 때 송나라 사신이 개성을 방문한 후 기록한《선화봉사고려도경(宣和奉使高麗圖經)》에 "인삼을 쪄서 보관한다는 숙삼(熟蔘)"을 언급한 것이 그 시초다. 또 홍삼이라는 단어는 조선《정조실록》에 "생인삼은 쉽게 썩어버리기 때문에 보관과 유통을 위해 홍삼

(紅蔘)을 만들었다."라는 기록에서 유래됐다.

홍삼은 인삼으로 만든다. 95~97도 정도에서 인삼(수삼)을 찌고 말리기를 반복한다. 이 과정에서 약 70퍼센트의 수분 함량이 12퍼센트 정도로 줄어들면서 장기 보관이 용이해진다. 홍삼이 되는 과정에서 홍삼만의 특별한 사포닌이 생겨난다. 인삼에 포함돼 있는 사포닌들(Rg1, Re, Rb1, Rc, Rb2, Rd 등)은 기본 구조에 따라 디올계, 트리올계, 올레아닌계의 3계 37종으로 구별된다. 홍삼의 사포닌들(Rh1, Rg2, Rg3, Rk1, Rg5)은 인삼을 찌고 말리는 과정에서 새롭게 만들어진 것이다. 예를 들면, 디올계 사포닌인 Rb1, Rb2, Rc 및 Rd 등이 Rg3, Rk1, Rg5로 변환되고 트리올계 사포닌인 Rg1, Re는 Rh1, Rg2로 전환된다. 즉, 홍삼의 사포닌은 새로운 성분이라기보다는 인삼 사포닌이 열 작용에 의해 홍삼 사포닌으로 변화된 것이다.

인삼이 가장 잘 맞는 체질은 소음인으로 알려져 있다. 소음인의 장에는 인삼의 사포닌을 소화할 수 있는 '프라보텔라오리스'라는 미생물이 있기 때문에 소화·흡수가 잘 되는 것이다. 다른 체질은 이 미생물이 아예 없거나 특정 효소 결핍으로 인해 인삼을 복용해도 사포닌을 분해·흡수할 수 없다. 심지어 인삼을 먹으면 두통, 안구 충혈, 두근거림, 상기감, 복통, 설사 등의 부작용이 생길 수 있다. 우리나라 사람 중 약 20퍼센트는 이 사포닌 분해 효소가 결핍돼 있다.

혹자는 인삼은 부작용이 있어도 홍삼은 누구에게도 문제가 없다고 한다. 하지만 홍삼에 들어 있는 사포닌도 특정 미생물이나 효소가 없으면 소화되지 않는다. 홍삼의 사포닌 역시 고분자 화합물이기 때문에 홍삼에서 검출되는 사포닌들이 인삼보다 소화·흡수가 잘 된다는 근거가 없다. 따라서 인삼이 안 맞는 체질은 홍삼을 먹어도 마찬가지다.

소화·흡수 측면에서 접근한다면, 발효 과정을 거친 홍삼을 섭취하는 것이 바람직하다. 홍삼을 발효해 '발효' 홍삼을 만들 수 있는데, 발효 과정을 거치면 고분자 화합물인 사포닌이 미생물에 의해 저분자 화합물로 쪼개진다. 발효 후에는 이미 소화된 사포닌 대사산물을 섭취하는 것과 같다. 참고로, 인삼으로 홍삼을 만드는 과정은 발효가 아니라 '숙성'일 뿐이다.

홍삼은 인삼과 성상(性狀)은 다르지만, 인삼의 기운을 고스란히 갖고 있다. 항간에서는 인삼을 찌기 때문에 열의 기운이 없어진다고 한다. 하지만 찌고 말리는 과정에서 음(陰)의 기운이 보충된 것일 뿐 인삼의 온열한 약성은 그대로 남아 있다.

고열을 동반한 급성 염증성 질환이 있는 사람이나 항상 상기되면서 얼굴이 붉어지고 열감을 많이 느끼는 사람은 홍삼을 복용하지 말아야 한다. 또 혈압 조절이 잘 되지 않는 경우는 혹시 복용 중인 홍삼 때문은 아닌지 살펴볼 필요가 있다. 한편, 아이들의 주의력 결핍과 과잉행동장애가 늘어나고 있는 원인 중 하나가 홍삼 때문은 아닌지 의심된다. 아이들에게 체질적으로 맞지 않는 홍삼을 먹인 결과일 수 있기 때문이다. 무엇보다 중요한 것은, 소음인이라 해도 인삼이나 홍삼이 병증에 따라 약이 될 수도 있고 독이 될 수도 있다는 점이다. 또, 한 가지 약재를 장기간 복용하는 것은 바람직하지 않다. 우리 몸은 단일 성분만 들어오는 경우 특정 경로만 과도하게 활성화돼 문제를 일으킬 수 있기 때문이다.

홍삼이 누구에게도 부작용이 없다는 것은 마케팅 기법 중 하나일 뿐이다. 1979년 미국에서는 체질을 고려하지 않고 무분별하게 인삼을 과다 복용한 결과 '인삼 오남용 증후군'이 문제된 바 있다. 만약 홍삼의 관리와 유통체계가 지금처럼 경제 논리에만 맡겨진다면 조만간 우리 국민도 '홍삼 오남용 증후군'에 시달릴 것이 분명하다. 인삼의 약효를 살리고 부작용을 줄여준다는 홍삼도, 인삼이 맞는 체질에나 효과가 있다는 것을 명심해야 한다.

매실청의 독성
안전하게 제거하기

　　매실청을 담그는 사람이 많다. 사람마다 만드는 방법도 다양하고 섭취 방법도 가지각색이다. 그런데 청매는 독성 물질 함량이 높아 매실청을 담글 때 주의해야 한다.

　　매실에는 아미그달린(Amygdalin)이라는 독성 물질이 상당량 포함돼 있다. 아미그달린은 시안 화합물이다. 시안 화합물이 물에 녹은 것이 시안화수소산인데, 흔히 청산이나 청산가리라고 하는 독극물이다. 이 시안 화합물이 위장으로 들어와 산성을 띠는 소화액과 만나면 시안화수소라는 가스가 생성된다. 이것이 바로 청산가스다. 과거 시골에서는 청산가리(당시 '싸이나'라고 불렀다.)를 콩에 집어넣어 꿩의 서식지에 뿌려놓고 잡기도 했다. 또 제2차 세계대전 때 독일의 나치가 밀폐된 공간에서 많은 인명을 학살할 때 시안화수소를 독극물로 사용하기도 했다. 소량의 아미그달린은 복통, 구토, 설사 등을 일으키지만 용량이 늘어나면 중추신경계 이상과 함께 마비 증상, 청색증을 일으키고 고용량에서는 사망에 이르게 한다.

아미그달린은 덜 익은 청매에 많다. 청매 과육에 들어 있는 아미그달린 함량을 1로 잡았을 때 청매 씨앗에는 10~30이 있다. 반면 황매 과육에는 3분의 1, 황매 씨앗에는 5분의 1밖에 없다. 따라서 매실청을 담글 때 청매 씨앗을 제거하거나 황매를 써야 한다는 주장도 있지만, 굳이 그럴 필요는 없다. 청매로 매실청을 담가도 안전하게 아미그달린을 제거할 수 있다.

일반적으로 매실청을 담그고 나서 3개월 정도 지나면 매실 건더기를 건져낸다. 그런데 이때 매실청의 아미그달린 함량이 가장 높기 때문에 절대로 그냥 먹어서는 안 된다. 특히 임산부나 영유아는 소량이라도 주의해야 한다. 면역력이 떨어진 사람이나 노인도 마찬가지다. 매실청의 아미그달린을 제거하는 몇 가지 방법이 있다. 먼저 3개월 정도 지난 후 매실을 건져내고 이후 1년 정도 숙성시키면 아미그달린은 거의 분해된다. 올해 만들어 내년에 먹는 셈이다. 이때 매실 건더기의 아미그달린은

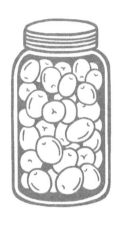

매실청에는 당분과 함께
수용성 비타민, 카로티노이드 색소, 유기산 등
다양한 생리활성 물질이 포함돼 있기 때문에
설탕물일 뿐이라고 비하할 수는 없다.

이미 청으로 모두 녹아 있기 때문에 과육을 반찬으로 조리해 먹어도 크게 문제되지 않는다. 단, 씨앗은 버리는 것이 좋다. 매실 건더기를 건져낸 청을 바로 먹으려면 한번 끓여서 식힌 후 보관하며 먹는다. 아미그달린은 휘발성 화합물로, 가열하면 쉽게 날아가기 때문이다. 열에 약한 비타민C 등은 파괴되겠지만 어쩔 수 없다.

매실청을 이용해 매실 발효액을 만들어도 아미그달린의 독성을 제거할 수 있다. 청 자체로 숙성돼도 아미그달린의 독성은 점차 분해되지만, 발효가 일어나면 더욱 빨리 분해된다. 매실청은 당절임으로, 당도가 중요하다. 따라서 설탕 종류는 그리 중요하지 않다. 일반적으로 매실청을 만들 때처럼 매실과 설탕 비율을 1:1로 했을 때 당도는 60브릭스 이상이다. 당도가 57브릭스 이상이면 미생물이 살 수 없어 발효가 진행되지 않는다. 따라서 제대로 만들어진 매실청은 발효되지 않는다. 매실청을 발효시키려면 어느 정도 물을 첨가해 당도를 낮춰야 한다. 발효가 진행되면 거품이 생긴다. 매실 건더기를 꺼내지 않고 발효시키는 것이 효율적이다.

매실청을 만드는 것은 우리만의 전통적인 매실 활용법 중 하나다. 매실청을 설탕물이라고 지적하는 경우가 있는데 매실청에는 당분과 함께 수용성 비타민, 카로티노이드 색소, 유기산 등 다양한 생리활성 물질이 포함돼 있기 때문에 설탕물일 뿐이라고 비하할 수는 없다. 다만, 당도가 높기 때문에 대사증후군이 있는 경우는 섭취에 주의하는 것이 좋다. 대사증후군은 영양분을 이용한 에너지의 대사 과정에 문제가 생겨 복부비만, 고혈압, 당뇨병, 고지혈증 등의 질환이 나타나는 것이다. 특히 당 대사에게 문제가 있는 당뇨병 환자는 매실청의 섭취를 극히 제한할 필요가 있다.

매실은 독이 있지만 현명하게 활용하면 약이 된다.

굳이 '토종 민들레'만
고집할 이유 없다

얼마 전 위장 질환으로 방문한 환자가, 혹시 자신의 처방에 민들레가 들어간다면 서양 민들레 대신 토종 민들레를 넣어달라고 부탁했다. 필자는 그냥 "네." 하고 미소만 지었다. 환자분은 토종이 좋을 것이라는 생각에 부탁한 것이었겠지만, 사실 토종 민들레와 서양 민들레는 굳이 구별하지 않고 쓴다.

민들레는 세계적으로 2,000여 종이나 있는데 그중 10여 종이 식용이다. 이 중에는 우리나라 고유종도 있다. 《동의보감》에는 '앉은뱅이'나 '므음드레'라는 한글 이름으로 나오는데 '납작하다'와 '문드러지다'라는 의미를 담고 있다. 하지만 민들레의 생태를 보면 강풍이 휘몰아치거나 짓밟아도 죽지 않을 정도로 생명력이 강하다는 것을 알 수 있다. 따라서 고난과 역경을 이겨내는 상징으로 여겨진다.

유럽에서도 민들레를 보면 강인한 동물을 떠올렸다. 바로 사자다. 민들레를 영어로 'Dandelion(덴델라이언)'이라고 하는데, 민들레의 삐쭉한 잎이 사자 이빨을 닮았다고 해서 붙여진 이름이다. 프랑스어 'Dent de lion(사자 이빨)'에서 유래됐다. 한자어로는 포공영(蒲公英)이라고 한다. 아마도 민들레 포자가 부들처럼 부드럽고[포(蒲)] 한쪽으로 찌그러지지 않고 공평한[公] 모양의 꽃봉오리[英]처럼 보여 지은 이름 같다. 약으로 사용할 때는 꽃이 피기 전 뿌리부터 줄기, 잎, 꽃봉오리 모두를 사용한다. 민들레는 해독 작용이 뛰어나고 염증 억제 효능이 있어 활용도가 매우 높은 약초 중 하나다.

우리가 통상적으로 서양 민들레라고 부르는 것은 유럽산 민들레다. 유럽에서는 민들레와인, 루트비어(Root beer), 청량음료의 원료로 활용됐고 샐러드와 샌드위치로 많이 만들어 먹었다. 약초로도 많이 활용됐는데, 민들레 뿌리는 잘게 잘라 볶은 후 차로 마시면 커피 맛과 향이 나기 때문에 '민들레커피'라는 이름이 붙었다. 민들레커피는 1830년대 미국에서 시작된 것으로 알려졌다.

서양 민들레는 노란색 꽃, 토종 민들레는 흰색 꽃을 피운다고 알려져 있다. 하지만 서양 민들레와 토종 민들레를 모양이나 색깔로 구별하기는 어렵다. 토종 민들레도 노란색 꽃이 피기 때문이다. 서양 민들레는 짙은 노란색, 토종 민들레는 옅은 노란색 꽃이 핀다. 《동의보감》의 '민들레(포공영) 편'에는 "곳곳에서 난다. 음력 3~4월에 국화 비슷한 노란 꽃이 핀다."라고 했다. 당시에는 흰 꽃보다 노란 꽃 토종 민들레가 더 많았던 것 같다. 둘을 쉽게 구별하려면, 꽃을 싸고 있는 잎을 보면 된다. 토종 민들레는 종처럼 감싸고 있고 서양 민들레는 밖으로 뒤집어져 있다.

최근 들에서 민들레를 본다면 십중팔구 서양 민들레일 것이다. 서양 민들레가 눈에 쉽게 띄는 이유는 번식력이 좋기 때문이다. 국내에 유입된 지 100여 년 만에 귀화식물로 적응했다. 서양 민들레는 꽃 자체만으로 자가수분이 가능한 반면, 토종 민들레는 벌 등의 도움으로 타가수분을 해야 한다. 토종 민들레가 번식을 위해 무작정 기다린다고 해서 '일편단심 민들레'라는 말도 생겼다.

중요한 것은, 토종 민들레와 서양 민들레의 효능에 차이가 없다는 점이다. 둘의 유효 성분과 효능을 비교한 많은 연구 결과를 보면, 항목별로 약간의 차이는 있지만 대동소이하다. 대한민국 한약공정서에도 포공영은 (토종) 민들레와 서양 민들레 모두 사용할 수 있는 것으로 규정돼 있다.

토종 민들레가 좋을 것이라는 생각은 단지 심리적 위안일 뿐이다. 따라서 민들레가 주재료인 식품을 놓고 '토종'이나 '흰색'이라고 강조하는 것은 큰 의미가 없다. 민들레는 신토불이가 무색한 경우다. 서양 민들레도 이미 우리 땅의 민들레가 된 지 오래다.

코코넛 오일의
진실

　　코코넛 오일을 먹어도 되는지, 또는 피부에 발라도 되는지 묻는 분이 많다. 방송에서, 다이어트는 물론 아토피 피부염에도 좋다고 했다는 것이다. 필자가 인터넷을 들여다봤더니, 코코넛 오일의 효능은 거의 만병통치약 수준이다.

　　코코넛 오일은 코코스야자의 열매인 코코넛에서 짜낸 기름을 말한다. 기름야자 열매에서 짜낸 팜유와 마찬가지로 포화지방산이 많아 대표적인 열대 기름으로 꼽힌다. 팜유는 포화지방산 함량이 48퍼센트 정도로 높다. 포화지방산 중 탄소 고리가 14개 이상인 긴사슬지방산은 체내에 중성지방으로 쌓이는데, 팜유의 모든 지방산은 100퍼센트 긴사슬지방산으로 이뤄져 건강에 좋지 않다고 알려졌다.

코코넛 오일은 포화지방산 함량이 90퍼센트 정도로 팜유보다 훨씬 높다. 하지만 이 포화지방산 중 탄소 고리가 8~12개인 중간사슬지방산이 64퍼센트나 된다. 더불어 절반 정도가 모유에서도 발견되는 라우르산이다. 이처럼 코코넛 오일은 독특한 구성 성분으로 인해 다양한 효과가 나타난다고 한다.

가장 많이 언급되는 효능이 바로 다이어트 효과다. 코코넛 오일의 중간사슬지방산은 쉽게 에너지로 바뀌기 때문에 중성지방으로 쌓이지 않고 체내 칼로리를 소모해 살이 빠진다고 한다. 하지만 코코넛 오일의 지방산은 단순히 영양 성분일 뿐 체중 감소 효과는 없다. 미국 농무부에 따르면, 코코넛 오일에는 100그램당 892킬로칼로리의 열량이 있어 오히려 같은 양의 아몬드(579킬로칼로리)보다 높다. 많이 먹으면 당연히 살이 찐다.

코코넛 오일은 변비에 효과적이라고 한다. 하지만 이 효과는 자극성 배변완화제 역할을 하는 것으로, 호두, 잣, 들기름 등 대다수 식물성 기름은 같은 효과가 있다. 많은 양을 섭취하면 설사가 난다. 열대 과일인 코코넛은 성질이 서늘하다. 따라서 위장이 약하고 속이 냉한 사람은 조금이라도 이를 먹으면 복통, 구토, 설사가 나타날 수 있다. 알레르기 반응이나 피부 트러블이 일어나거나 여드름이 심해질 수도 있다.

이 밖에도 코코넛 오일은 항균·항진균·항바이러스 효능이 있다고 한다. 이 항균 효과가 확실하다면 코코넛 오일을 오래 많이 먹을 경우 장내 세균총에 문제가 생길 수 있다. 장내 세균총도 세균이기 때문이다. 코코넛 오일 속의 라우르산은 강한 항균 성분으로 알려져 있지만, 코코넛 오일 자체의 항균 작용에는 과장이 있다. 역시 적당량만 섭취해야 한다.

시중에는 수많은 종류의 코코넛 오일이 있다. 특히 '엑스트라 버진 코코넛 오일'이 인기다. 하지만 '엑스트라 버진'과 '버진'은 제품성상에 차이가 전혀 없다. 생코코넛을 상온에서 압착해 얻었는가, 건조한 코코넛을 고온에서 압착해 정제했는가의 차이일 뿐이다.

중요한 점은, 코코넛 오일은 열안정성이 높아 열처리를 했을 때 날것보다 항산화 물질이 많아진다는 것이다. 따라서 고온에서 압착해 얻은 코코넛 오일도 흔하게 식용으로 유통된다. 조리 과정에서도 높은 온도에서 오랫동안 가열되면서 항산화 물질이 늘어난다. 올리브 오일과 같은 이름을 붙였지만, 성상은 전혀 다르다. 따라서 '냉압착'으로 기름을 짠 제품만 고집할 필요가 없다. 물리적으로 정제한 코코넛 오일은 정제 과정에서 항산화 물질량이 줄어들지만, 중간사슬지방산의 비율은 차이가 없다. 다만 솔벤트로 화학 정제한 제품이나 트랜스지방으로 수소경화 처리한 제품은 먹지 않는 것이 좋다.

코코넛 오일은 여러 가지 이유로 건강에 도움이 된다. 하지만 시중에 알려진 효능은 너무 과장됐다. 당연히 종류에 따라, 체질에 따라 효과도 달라진다. 코코넛 오일은 약간 독특하고 좋은 기름일 뿐이다.

다이어트 차 잘못 마시면
'만성 탈수'

해마다 날씨가 따뜻해지면 어김없이 다이어트 열풍이 분다. 각종 다이어트 방법 중 특히 다이어트 차(茶)는 간편하게 마실 수 있어 유행이다. 다이어트 차도 어느 정도 효과가 있겠지만, 자칫 잘못하면 건강을 해칠 수 있으니 주의해야 한다.

한때 전국을 강타한 우엉차의 경우, 체질에 맞지 않아 복통이나 설사로 고생한 사람이 많다. 우엉은 성질이 서늘한데도 몸이 냉하고 위장이 약한 사람까지 너도나도 마시면서 탈이 많았다. 심지어 전혀 살이 빠지지 않았다는 불평도 나왔다.

그 밖에 효과가 있다고 알려진 차로 녹차, 마테차, 얼그레이차, 옥수수수염차, 팥차, 차전초차(질경이차) 등이 있다. 이 중

녹차나 마테차는 연구가 많이 이뤄져 체지방 감소 효과를 인정받았다. 《동의보감》에도 "녹차를 오랫동안 복용하면 사람의 지방이 제거돼 살이 빠진다[久服去人脂 令人瘦]."라고 해, 육식을 즐기는 사람의 다이어트에 도움이 된다고 기록돼 있다. 녹차의 다이어트 효과는 카테킨 성분 때문이다. 카테킨은 지방세포의 수와 크기의 감소를 유도해 비만을 억제하는 효과가 규명됐다. 녹차를 발효시킨 홍차와, 홍차에 베르가못 향을 입힌 얼그레이차도 다이어트 효과가 있다.

남미인이 즐겨 마신다는 마테차도 체중 감소 효과를 인정받았다. 염증에 기인한 비만유전자 발현을 조절해 비만이 호전된다는 연구가 최근에 보고된 것이다. 특히 마테는 클로로겐산을 많이 함유하고 있는데, 볶지 않은 생커피콩에도 많다. 이 클로로겐산이 카페인과 결합해서 체지방 연소를 촉진한다. 열에 약하기 때문에 마테를 볶으면 클로로겐산이 90퍼센트 이상 휘발돼 사라진다. 따라서 볶지 않고 말린 그린마테가, 볶아서 우려 마시는 블랙마테보다 다이어트 효과가 더 좋다.

마테차를 과다 복용하면 속쓰림이나 위염, 식도염을 유발할 수 있다. 게다가 최근 한 연구는 마테차가 구강과 식도 부위의 발암 가능성을 높인다는 연구 결과를 내놓았다. 미국 국립

보건원(NIH) 연구팀은 마테차를 즐겨 마시는 사람은 덜 마시는 사람에 비해 식도암의 한 종류인 편평세포암의 발병 가능성이 60퍼센트 정도 높다고 했다. 원인으로는 마테찻잎을 볶을 때 생기는 발암 물질인 다환방향족 탄화수소와 함께, 뜨겁게 해서 마시는 마테차가 식도 부위의 세포를 자극해 돌연변이를 일으키는 것으로 설명하고 있다. 따라서 마테차를 섭취한다면 그린 마테를 뜨거운 물에 우린 후 식혀서 마셔야 한다.

또 다른 문제는 녹차나 마테차 모두 카페인을 함유하고 있다는 것이다. 카페인은 이뇨 작용이 있는데, 카페인이 들어 있는 커피는 수분 섭취량의 약 2배, 녹차 등은 약 1.5배의 수분을 빼 간다. 따라서 이들 차를 너무 자주 마시면 부작용으로 만성 탈수를 경험할 수 있다. 많은 사람이 탈수 상태를 살이 빠지고 있는 것으로 착각한다. 만성 탈수 상태에 있다면 살이 빠진 것처럼 보일 수 있다. 하지만 체중만 줄었을 뿐 체지방은 전혀 변화가 없다. 외형적으로는 모두 체중과 체형에 영향을 미치기 때문에 이 둘을 구분하지 않으면 모두 '비만하다'고 생각할 수 있지만, 비만과 부종은 엄연하게 다르다. 비만은 체지방이 정상에 비해 많은 것을 의미하고, 부종은 체수분이 남아도는 것을 의미한다.

다이어트 차로 알려진 옥수수수염차, 팥차, 차전초차 등도 이뇨 작용이 주된 차다. 우엉차도 체지방 제거보다 이뇨 작용에 의해 체중을 줄인다. 이들 차의 부작용 역시 만성 탈수를 조장할 수 있다는 것인데, 칼륨치가 높아 신장이 안 좋은 경우 오히려 독이 된다. 《동의보감》은 팥의 부작용을 "오랫동안 복용하면 피부색이 검어지고 말라가면서 건조하게 된다."라고 설명했다. 탈수 상태를 묘사하는 내용이다.

체지방 분해의 최상의 조건은 적게 먹고 많이 움직이는 것이다. 한 가지 재료로 만든 차만으로 다이어트를 하면 득보다 실이 많다. 물을 충분하게 마시며 꾸준히 운동해야 한다. 어쩌면 다이어트에 가장 효과적인 차는 맹물차일지 모른다.

햄프씨드,
마약과 혼동 말아야

최근 햄프씨드라는 건강식품이 인기를 끌고 있다. 알고 보니 대마의 씨앗이다. 마약으로 취급되는 대마가 건강식품이라니 당황스럽다. 하지만 햄프씨드는 우리가 흔히 아는 대마초의 씨앗과 다른 것이다. 대마(大麻, Cannabis sativa L.)는 뽕나뭇과에 속하는 일년생 식물이다. 중앙아시아가 원산지로, 우리나라에서도 목화가 들어오기 전까지는 옷감을 짜는 작물로 오랫동안 활용됐다. 우리말로 '삼'이라고 불리며 수의와 상복을 만드는 삼베의 원료가 바로 대마 줄기다. 1960년대 주한미군이 대마 잎을 말아 피우면서 국내에 마약으로 알려지기 시작했다.

대마는 종류에 따라 환각 성분에 차이가 있다. 마리화나라고 불리는 종은 환각 성분인 테트라하이드로칸나비놀(THC) 함량이 6~20퍼센트 정도로 높다. 반면 THC 함량이 1~2퍼센트로 낮은 종을 햄프라고 부른다. 햄프도 품종에 따라 THC의 함량이 다른데, 최근 0.5퍼센트 미만의 품종도 개발돼 있다. 게다가 햄프는 THC의 환각 효과를 억제하는 칸나비디올(CBD) 함량이 높은 것이 특징이다. 일반적으로 햄프는 사티바 종이 많고 마리화나는 인디카 종이 많다.

국내에 자생하는 대마도 햄프에 속한다. 국내 대마의 THC 함량은 5.8퍼센트 정도로 높은 편이지만, 줄기나 씨앗은 활용할 수 있다. 단, 잎과 씨앗의 껍질은 소각하거나 묻어야 한다. 마리화나의 재배와 유통은 당연히 전면 금지돼 있다.

대마 씨앗은 과거부터 죽으로 끓여 먹거나 기름을 내 사용했다.《본초강목》은 대마(大麻)나 화마(火麻)로,《동의보감》은 마(麻)로 기록했다. 당시에도 씨앗을 약으로 사용할 때는 껍질을 제거했다. 씨앗의 껍질을 벗긴 이유는 식감을 높이고 유효 성분을 쉽게 추출하기 위해서였을 것이다. 지금도 한의사는 대마 씨앗을 마인(麻仁)이나 마자인(麻子仁)이라고 해 '껍질을 제거'한 상태로 약으로 처방하는데, 물론 합법이다. 껍질을 제거하는 또 다른 이유는 환각 성분 때문이다. 소량이기는 하지만 껍질에 THC가 함유돼 있다. 시중에 식품으로 유통되는 햄프씨드 역시 모두 껍질을 제거, 분쇄한 상태다.

외국에서는 저마약성인 햄프에 관한 연구가 많이 진행돼 있고, 의식주 산업 전반에 걸쳐 다양한 제품을 출시해 부가가 치를 높이고 있다. 햄프씨드의 국내 유행도 이런 추세에 따른 것으로 보인다. 국내 식품의약품안전처도 2015년 2월 대마 씨 앗과 대마씨유의 THC 허용 함량을 각각 1킬로그램당 5밀리그 램 이하와 10밀리그램 이하 두 가지로 고시해 법적 기준을 마 련했다.

햄프씨드는 영양소가 풍부할 뿐 아니라 심혈관 질환이나 여성 자궁 건강에 도움이 된다. 고단백이면서 식물성 불포화 지방산이 많아 다이어트에도 효과가 큰 것으로 홍보되고 있지 만, 칼로리가 100그램당 550킬로칼로리 정도로 꽤 높은 편이 다. 탄수화물 함량도 100그램당 8퍼센트 정도 된다. 다이어트 에 좋다기보다 '살이 덜 찐다'는 것이 정확한 표현이다.

부작용도 있다. 많이 먹으면 설사를 유발해 과거에는 변비 치료제로 사용했다. 또 껍질이 벗겨진 상태로 분쇄돼 유통이 이뤄지는 만큼, 소화는 잘 되지만 식이섬유는 거의 없다. 쉽게 산패하기 때문에 포장을 뜯고 나면 빨리 먹어야 한다.

도라지 먹으면
가래가 더 생기나

날씨가 쌀쌀해지면서 기침과 가래로 고생하는 사람들이 많다. 이것저것 도움이 되는 재료를 이용해 차로 마시는 사람들도 쉽게 볼 수 있다. 대표적인 것이 바로 도라지다. 말린 도라지를 차로 마시기도 하고 도라지청을 만들어 물에 녹여 먹기도 한다.

도라지는 길한[吉] 약초 줄기[梗]라는 뜻에서 길경(桔梗)이라고 불렸다. 주로 감기나 기관지염 등 다양한 호흡기 질환에 사용한다. 길경과 감초로 만든 감길탕(甘桔湯)은 인후통이나 편도염 등으로 목이 아플 때 처방한다. 또 농(膿: 고름)을 배출하는 작용도 뛰어나 화농성 염증에도 훌륭한 약이 된다. 그런데 가래가 있을 때(혹은 전혀 없는 상황에서도) 도라지 추출물을 섭취하면 오히려 가래가 늘어나거나, 없던 가래가 생기는 경우가 있다. 도라지는 가래를 삭이는 작용이 있는데, 오히려 늘어난 가래 때문에 당황하기 일쑤다.

호흡기 질환에 사용되는 대표적인 두 가지 처방(도라지 유무의 차이)을 비교한 실험이 있다. 실험 결과, 도라지가 첨가되지 않은 처방을 복용한 쥐는 가래 양이 줄었는데 도라지가 포함된 처방을 복용한 쥐는 오히려 가래 양이 증가했다. 많은 실험 결과는 도라지가 실제로 폐기관지에서 점액 분비물을 증가시키는 작용을 한다고 밝혔다. 마취한 개에게 도라지 추출물(1g/Kg)을 먹인 결과 기관지 점막에서 분비량이 현저하게 증가했다. 도라지 추출물을 먹인 고양이에게서도 기관지 점막의 분비를 촉진하는 작용이 나타났고 작용 시간은 7시간이나 됐다.

도라지가 가래를 증가시키는 것은 사실이다. 도라지에 포함된 사포닌인 플라티코딘D(Platycodin D)가 인후부와 위장 점막을 자극해 반사적으로 기관지 점막의 분비물을 증가시키기 때문이다. 하지만 도라지 자극에 의한 기관지 분비물과 기관지 문제로 인한 가래는 성상이 다르다. 도라지는 기관지의 점액 분비를 촉진해 기관지에 머물러 있는 가래를 희석시켜 쉽게

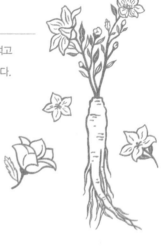

도라지는 가래가 생기지 않게 하는 효과는 적고
가래를 희석시켜 배출을 촉진하는 작용을 한다.
그래서 가래 양이 늘어난 것처럼 여겨진다.

배출되게 만든다. 도라지를 먹으면 가래 양이 갑자기 늘어나는
것처럼 느껴지는 이유다. 이 사포닌 성분이 도라지의 아린 맛
과 쓴맛을 내는데, 따라서 쓴맛을 굳이 제거할 필요도 없고 제
거해서도 안 된다. 껍질에 많기 때문에 껍질도 벗겨내지 않고
사용한다.

　도라지를 먹었을 때 분비되는 점액은 기관지 점막을 보호
하는 역할을 한다. 기관지 외에도 염증이 있는 곳에 도라지를
사용하면 염증 부위에서 분비물이 증가한다. 분비된 점액 자체
가 외부 자극에서 방어하는 역할을 하는 것이다. 도라지로 인
해 기관지에서 분비되는 점액은 양이 적기 때문에 목까지 올

라왔다가 자신도 모르게 삼켜진다. 반면, 병적인 가래는 95퍼센트의 수분과 염분, 지질(인지질과 콜레스테롤), 단백질, 끈적이는 뮤신으로 이루어지는데, 여기에 염증세포나 농, 먼지, 이물질이 흡착되어 있다.

가래를 치료하는 약에는 가래 배출을 유도하는 약, 가래 상태를 조절하는 약, 가래를 분해하는 약 등이 있다. 그중 도라지는 가래가 생기지 않게 하는 효과는 적고 가래를 희석(가래+점액)시켜 배출을 촉진하는 작용을 한다. 그래서 가래 양이 늘어난 것처럼 여겨진다.

"펑계 펑계 도라지 캐러 간다."라는 속담이 있다. 도라지를 캐러 간다고 하고서는 하루 종일 다른 일을 본다는 뜻이다. 도라지를 먹으면 가래가 많아지는 것은 도라지 탓이 아니다. 도라지 펑계를 댈 이유가 없다. 도라지 덕분에 건강해질 뿐이다.

은행 발효액,
숙성 전에는 사약이다

사람들에게는 무엇이든 발효를 시키면 몸에 좋을 것이라
는 위험한 믿음이 있다. 한때 방송을 통해 은행 발효액이 마치
비방처럼 소개되면서 은행을 발효시켜 섭취하는 사람도 많아
졌다. 하지만 은행에는 아주 다양한 독성 물질이 있어 자칫 치
명적인 부작용을 일으킬 수 있다. 심지어 은행 발효액을 섭취
하다 전신마비 증상이 생긴 환자도 있다.

방송이나 인터넷상에 공개된 은행 발효 방법을 보니, 악취
가 나는 외종피(외피)까지 통째로 넣어 자연 숙성시킨다. 은행
자체에도 어느 정도 당분이 있어 설탕을 넣지 않아도 발효가
진행되지만, 자연 숙성 후 2차로 설탕을 넣기도 하고 처음부터

막걸리에 넣어 발효시키기도 했다. 그런데 그 내용이 백인백색(百人百色)으로, '이렇게 만들어보니 좋더라.'는 식이다.

은행에는 아주 다양한 독성 물질이 포함돼 있다. 냄새가 나는 외종피에는 빌로볼(Bilobol)과 징코톡신(Ginkgotoxin), 깅골산(Ginkgolic acid)이 있다. 이들 물질은 피부에 수포를 일으키고 알레르기성 접촉성 피부염을 유발한다. 특히 은행 알맹이를 감싸고 있는 얇은 피막에 징코톡신이 많다. 다량 섭취하면 간질발작을 일으킨다. 은행 알맹이에는 징코톡신뿐 아니라 아미그달린이 포함돼 있다. 아미그달린은 시안 배당체로, 섭취하면 복통, 구토, 설사에서 마비 증상까지 올 수 있으며, 중추신경계 이상을 일으켜 심지어는 사망에 이르게 한다. 은행을 한꺼번에 많이 먹는 것은 위험해, 우리나라 식품의약품안전처는 성인은 익힌 은행을 하루 10개 이하, 어린이는 하루 3개 이하로 섭취 기준을 정해두었다. 하루 10개를 넘게 먹는다고 누구에게나 심각한 부작용이 오는 것은 아니지만, 나이가 어릴수록, 체력이 약할수록, 복용량이 많을수록 중독 증상이 나타날 수 있다.

문제는, 은행의 이런 독성 물질이 발효가 진행되는 동안 발효액에 용출된다는 점이다. 대부분 수용성이라 수분이 늘어날수록 잘 빠져나온다. 게다가 관련 연구가 없어 발효 방법과 숙성 기간에 따라 어떤 독성 물질이 얼마나 빠져나오는지도 알 수 없다. 아마도 숙성이 진행되면서 독성 물질의 농도는 어느 시점까지 점차 높아지다가 다시 분해될 것이다. 따라서 독성 물질의 농도가 최고점인 시점에서는 독약이나 마찬가지다.

은행 발효액의 악취는 1년 정도 지나면 사라진다. 아마도 특유의 향인 빌로볼이 상당히 분해됐기 때문일 것이다. 시안 배당체(아미그달린)도 숙성 기간이 1년 정도면 낮은 농도로 떨어진다. 징코톡신도 농도가 높아졌다가 발효가 진행되는 동안 점차 감소할 것이다. 시안 배당체는 열에 약해 가열하면 쉽게 분해되지만 징코톡신은 열에 강해 가열해도 파괴되지 않는다. 따라서 발효액을 끓여도 독성은 남아 있다. 은행을 구워 먹을 때에도 얇은 껍질은 반드시 벗겨야 한다.

은행을 발효시켜 먹는 사람들은 발효되면 독성이 모두 없어진다고 말한다. 인터넷에 떠도는 정보는 독성이 없어지는 기간이 최소 1년, 혹은 3년에서 5년까지라고 말이 많다. 하지만 관련 연구는 없다. 아이러니하게도, 은행 외종피나 은행잎을 발효시켜 천연 살충제로 활용하고 있다. 발효 기간이 상대적으로 짧겠지만, 은행 발효액에 살충 효과나 항균 효과가 있다는 사실은 독성이 있다는 것을 의미한다.

은행 발효액을 꼭 섭취하고자 한다면 최소 3년 이상의 숙성이 필요하다. 하지만 설령 숙성 기간을 충분히 거쳤다 해도, 단기간만 조금씩 섭취하면서 관찰해야 한다. 또 은행 독성 물질에 민감도가 높은 경우 숙성 기간과 상관없이 섭취하면 안 된다. 특히 어린이, 임산부, 노약자나 면역 질환을 알고 있는 사람은 더욱 주의해야 한다. 독성이 제거되지 않은 경우 한꺼번에 다량 섭취하거나 설령 적은 양이라도 장기간 섭취하면 중독될 수 있다. 제대로 발효, 숙성되지 않은 은행 발효액은 사약과 같다.

탄산수는
건강수가 아니다

탄산수의 인기가 치솟고 있다. 피로도 풀어주고 소화와 변비에 좋다는 이유다. 피부에 좋다는 속설로 인해 탄산수 화장품도 열풍이다. 탄산수 종류도 부쩍 늘었고, 가정에서 쉽게 먹을 수 있도록 가정용 탄산수 제조기도 속속 출시되고 있다. 그런데 탄산수는 정말 건강에 도움이 되는 물일까?

탄산수(炭酸水)란, 이름 그대로 탄산가스(이산화탄소)가 녹아 있는 물을 가리킨다. 탄산수에는 천연 탄산수와 인공 탄산수가 있다. 초정리 약수나 오색약수처럼 광천수(鑛泉水)라고 부르는 샘물이 천연 탄산수다. 천연 탄산수에는 미네랄도 풍부한데, 미네랄 성분이 이산화탄소 용해도를 높이고 반대로 이산화

탄소가 많이 녹아 있는 물에는 미네랄이 쉽게 이온화되기 때문이다. 반면, 인공 탄산수는 천연 탄산수를 흉내 내 정제수에 이산화탄소를 녹인 것이다. 간혹 이산화탄소를 쉽게 녹이기 위해 염화물(나트륨염이나 칼륨염) 등을 첨가하는 경우가 있어 나트륨이 함유된 것도 있다. 하지만 미네랄 함량은 거의 없다. 그러니 인공 탄산수는 미네랄 워터가 아니다.

탄산수의 효능으로 가장 손꼽는 것은 소화를 돕는다는 점이다. 탄산수를 마시고 나면 탄산가스가 트림으로 빠져나오면서 일시적으로 더부룩함이 해소되는 것처럼 느껴진다. 과거 어르신들이 식소다(탄산수소나트륨)를 소화제라고 해서 물에 타 먹었던 것도 마찬가지 이유다. 하지만 이는 일시적인 현상으로, 소화와 무관한 생리적 현상일 뿐이다.

그런데도 속이 편해진다는 이유로 탄산수를 자주 마시면 새로운 문제를 일으킬 수 있다. 트림할 때 목이 따갑거나 신맛이 난다면 위산이 함께 역류되는 것일 가능성이 높다. 잦은 트림과 함께 위산이 역류되기 때문에 역류성 식도염, 만성 기침 등이 생길 수 있다. 또 탄산수는 약산성(pH 5)이라서, 직접적인 영향이 아닐지라도 위산 분비를 촉진해 결과적으로 속쓰림을 유발할 수 있다. 나중에는 탄산수를 마시지 않아도 습관적인 트림이 발생할 수 있다.

탄산수가 변비 해소에 도움이 된다는 말도 있다. 그러나 탄산수는 변의를 유발할 정도로 장운동에 영향을 끼치지는 못한다. 대부분 이산화탄소는 입으로 빠져나가고 대장으로 내려가는 가스가 있다 해도 장에 영향을 줄 정도는 아니다. 방귀 양만 늘릴 것이다.

또 다이어트에도 도움이 된다고 하는데, 탄산수에 들어 있는 어떤 성분도 신진대사를 활발하게 하거나 체지방을 분해하거나 노폐물을 제거하는 효과를 내는 게 없다. 만약 운동 중 탄산수를 자주 마시면서 살이 빠지는 것을 경험했다면, 그것은 단지 운동과 물의 효과일 것이다.

독주와 탄산수를 섞어 마시는 것도 흔히 볼 수 있다. 알코올 도수를 낮추고 청량감을 더해주기 때문에 많은 사람이 선호한다. 샴페인 같은 스파클링 와인도 마찬가지다. 하지만 탄산이 알코올 흡수를 촉진해 결과적으로 더 많은 양의 술을 마시게 함으로써 숙취가 심해질 수 있다. 탄산수 자체에 술이 빨리 깨게 하는 효과는 없다.

탄산수를 세안용으로 활용하는 경우도 흔하다. 탄산수가 약산성이기 때문에 피부 세균과 노폐물을 제거하는 데는 도움이 될 것으로 생각된다. 하지만 어느 정도 세정 능력이 있다 해도 일반 물보다 피부에 탄력을 주거나 모공을 축소시켜주는 효과는 기대하기 어려울 것이다.

탄산수를 마시고 나면 이산화탄소가 다시 입을 통해 빠져나오는 이유는 무엇일까? 인간에게 불필요한 성분이기 때문이다. 맛과 청량한 기분으로 즐기는 정도는 좋다. 하지만 탄산수를 마치 건강수인 것처럼 오인하는 것은 문제다. 건강수를 찾는다면 그냥 맹물이 낫다.

해독주스
맹신자들에게 고함

해독주스의 인기가 끊이지 않고 있다. 한 여성 개그맨이 해독주스로 무려 51킬로그램을 감량했다는 사실이 전해지면서, 지루한 듯했던 유행의 여정에 다시 불이 붙었다. 병원에 방문하는 환자들이 이구동성으로 자신에게 도움이 되는 주스나 차 재료를 소개해달라고 한다. 마치 몇 가지 채소만 갈아 마시면 만병통치가 될 것처럼 믿는 듯하다.

해독주스 외에도 청혈주스, 마녀수프 등이 있다. 이름도 기막히게 지었다. 글자 그대로 해독(解毒), 청혈(淸血), 마녀(魔女)와 같은 효과가 있으면 얼마나 좋을까.

해독수프는 양배추, 브로콜리, 토마토, 당근, 사과, 바나나 등으로 만드는데, 원래는 히포크라테스가 암 환자의 식이요법으로 만든 '히포크라테스 수프'에서 출발했다. 독일계 미국인 의사 거슨이 토마토, 양파, 마늘, 대파, 셀러리, 감자, 파슬리 등으로 만든 수프를 소개하면서 인기를 끌기 시작했다. 청혈주스는 당근, 사과, 귤, 양파, 생강을 갈아 마시는 것이고, 마녀수프는 닭가슴살 육수에 양배추, 토마토, 셀러리, 양파, 사과 등 다양한 채소를 넣고 삶아 먹는 것이다. 이 재료들을 신선한 상태로 갈아 마시면 주스, 삶으면 수프가 되는 것이다.

이렇게 만들어 먹으면 식물에 들어 있는 각종 비타민이나 미네랄, 플라보노이드, 폴리페놀, 카로티노이드, 특정 생리활성 물질 등을 적절하게 섭취할 수 있다. 하지만 문제는, 이 음식만을 고집하면 과도한 절식으로 인한 영양소 불균형이 생긴다는 점이다. 과거에 조상들이 기근 때 초근목피(草根木皮)만 먹다가 심장마비로 죽는 경우가 많았다고 한다. 칼륨 과다 섭취로 인한 전해질 불균형 때문이다. 특히 신장 질환이 있는 사람들은 칼륨이 많은 채소 섭취를 줄여야 한다.

또 하나 중요한 점은, 채소의 경우 잎이나 줄기를 함께 먹어야 건강에 도움이 된다는 점이다. 식이섬유를 섭취해야 하기 때문이다. 과일의 경우 껍질과 과육을 함께 먹어야 과일의 당

해독주스를 섭취하면서
술과 담배를 즐기는 등 건강한 생활습관과
담을 쌓고 있는 사람도 많다.
해독이 될 리 만무하다.

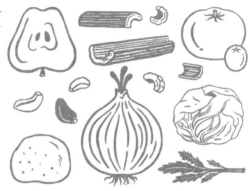

분 섭취로 인한 급격한 혈당 상승을 막는 데 도움이 된다. 대사
증후군이나 당뇨병이 있는 경우, 과즙만 채취해서 마시는 것은
삼가야 해야 한다.

항간에 떠도는 소문처럼 해독주스만 마신다고 다이어트가
되지는 않는다. 해독주스를 섭취하면서 술과 담배를 즐기는 등
건강한 생활습관과 담을 쌓고 있는 사람도 많다. 해독이 될 리
만무하다. 반드시 적절한 운동과 식이요법을 병행해야 한다.
해독주스를 만들어 먹더라도 일부 채소나 과일은 생으로 씹어
먹는 것이 좋다. 또한 고구마나 마 같은 단단한 고형 식품을 곁

들여서 함께 씹어 먹어야 한다. 씹는다는 행위는 적게 먹으면서도 포만감을 높이고 뇌로의 혈류 순환을 촉진해 건망증이나 치매를 예방하는 효과도 있다.

우리 조상들은 전통적으로 건강수프를 먹어왔다. 바로 뭇국, 배춧국, 시래깃국, 버섯국 등이다. 양파나 마늘도 꼭 들어가는 양념이다. 이미 국에 유효 성분이 충분하게 우러나 있지만 건더기까지 먹었다. 알고 먹었든 모르고 먹었든 간에, 선더기(식이섬유)까지 먹는 습관이 건강한 섭취 방법임에는 분명하다. 앞으로라도 해독주스만을 고집할 것이 아니라 일상적인 식탁을 바꾸는 것이 건강을 위해 더욱 현명한 방법이다. 해독주스만이 능사가 아니다.

'오일풀링'한다고
해독이 될까

'오일풀링'이 인기다. 오일풀링은 오일을 입안에 머금고 가글하는 건강법으로, 베트남 틱낫한 스님의 건강비법으로 유명세를 탔다. 인도의 아유르베다 의학서적에 기술된 방법을 다듬어, 인도인 F. 카라치 박사가 오일풀링(Oil pulling)이라는 이름으로 발표하면서 알려졌다. 방법은 간단하다. 아침에 기상 후 칫솔질하기 전 식물성 오일을 10~15밀리리터 정도 머금고 15~20분간 가글하다가 뱉어내고 마지막에는 입안을 물로 헹궈낸다. 전통적으로 정제된 참기름이나 해바라기씨유를 사용했는데 최근에는 올리브 오일을 많이 이용한다.

오일풀링 요법의 핵심은 입안의 세균이 병의 원인이라는

것을 전제로, 오일을 이용해 가글하면 입안의 세균뿐만 아니라 몸속의 독소까지 제거된다는 것이다. 독소가 제거되는 근거로, 올리브 오일을 머금고 가글한 후 뱉으면 뽀얗게 변해 있는 것을 든다. 하지만 이는 기름과 침(수분)이 작은 포말로 쪼개지면서 섞인 결과일 뿐이다. 시간이 지나면 다시 분리되며 결코 해독된 결과가 아니다. 더군다나 입안의 균을 모두 제거한다는 발상 자체가 억지다. 마치 대장 내외 균을 모두 제거해야 한다는 논리와 같다.

오일풀링은 구취 제거 효과도 있다고 한다. 오일풀링에 의한 구취 제거 효능은 악취 입자를 흡착, 코팅해 배출하는 작용과 함께 오일 자체의 향으로 인한 은폐 작용으로 볼 수 있다. 이 밖에도 오일풀링을 통해 나타난다는 다양한 효과는 굳이 오일이 아니라도 비슷한 결과를 나타낼 것이다. 물이나 쌀뜨물 한 모금을 머금어 가글하거나 단지 혀를 굴려 침을 계속 분비해 가글해도 좋다. 커피찌꺼기를 이용한 가글도 도움이 된다.

어떻게 보면, 오일풀링은 과거부터 조상들이 실천해온 건강법인 연진법(嚥津法)이나 고치법(叩齒法)과 다를 바 없다. 연진법이란 아침에 일어나 혀를 이용해 입안과 잇몸 전체를 마사지하는 방법으로, 침이 고이면 여러 번에 나눠 삼키는 방법이다.

고치법은 기상 후 입술을 가볍게 다문 후 윗니와 아랫니를 부딪쳐 침이 고이면 삼키는 방법이다. 연진법과 고치법의 공통점은 침 분비 능력을 좋게 한다는 것이다.

오일풀링을 해서는 안 되는 사람들이 있다. 평소 목이 잘 쉬고 사레가 잘 들리는 노인성 후두를 앓고 있는 사람이나 중풍, 치매를 앓고 있는 환자의 경우 연하장애가 올 수 있기 때문에 금물이다. 연하장애란 음식물을 삼키는 데 어려움이 있는 것으로, 연하장애가 있으면 물과 같은 액체를 마실 때 사레에 잘 들린다. 자신도 모르게 기도로 흘러들어가는 것이다. 그래서 물을 마실 때 사레들리기 쉽고 침사레도 잘 들린다. 연하장애는 흡입성 폐렴(음식물과 같은 이물질이 식도가 아닌 기도로 들어가서 일으키는 폐렴)의 흔한 원인이 된다. 그러나 특별한 질환이 없는 어린 아이와 건강한 노인도 주의해야 한다. 건강한 경우라도 구강 내 세균이 흡입성 폐렴을 유발할 수 있다는 실제 사례가 국제 학술지에 보고된 바도 있다.

오일풀링이 어느 정도 건강에 도움을 줄 수도 있겠다. 하지만 우리 몸을 해독한다는 근거는 어디에도 없다. 만병통치 요법도 아니다. 오일풀링의 효과는 오일이 아닌 '가글' 자체의 효과로 인한 '플라시보 풀링(Placebo pulling)'일 가능성이 높다.

옻, 독 제거하면
효과도 같이 증발

우리 몸의 면역체계는 매우 복잡하게 얽혀 있다. 흥미로운 사실 중 하나는, 독성 물질이 한편으로는 면역 안정 효과를 낸다는 점이다. 벌이나 뱀의 독이 그렇다. 벌독이나 뱀독은 난치성 질환 치료에 효과를 보여 치료제로 쓰이고 있다. 옻나무 독도 마찬가지다.

옻은 알레르기를 유발하는 대표적인 식물이다. 옻에 민감한 사람은 살짝 만지거나 소량만 먹어도 온몸에 발진이 돋고 진물이 나서 고생한다. 옻 껍질에 있는 우루시올이라는 성분이 알레르기 반응을 일으키는 것이다. 우루시올(Urushiol)은 휘발성 페놀 화합물이다. 휘발된다는 것은 공기 중으로 기화된다는 것이다. 그래서 옻나무 근처에 가기만 해도 가려움증이 나타나는 사람도 있고, 옻나무는 쳐다만 봐도 옻이 오른다는 옛말도 있는 것이다. 또 옻을 볶거나 끓일 때 우루시올이 휘발되기 때문에 옻에 예민한 사람들은 근처에 있기만 해도 알레르기 반응이 일어난다.

옻의 부작용은 일반적으로 피부 알레르기 반응이기는 하지만, 기도가 붓는 바람에 호흡 곤란으로 응급처치가 필요한 경우도 있다. 우리나라 사람 3분의 1 정도가 옻 알레르기가 있다. 꼭 그렇지는 않지만 주로 열이 많은 소양인에게 많다. 민간에서는 옻을 옻닭으로 많이 섭취하고 있으며 건칠(乾漆)이라고 해서 약으로도 사용해왔다. 우리나라 사람들은 전 세계에서 옻을 먹는 유일한 국민이다. 중국이나 일본에서도 옻을 쓰는데, 도료로만 사용하고 먹지는 않는다. 먹지 않는 이유는 역시 옻나무의 독성 때문이다.

항간에 옻을 닭과 함께 먹으면 닭고기가 옻독을 해독한다는 말이 있다. 이 밖에도 콩이나 달걀흰자와 함께 먹으면 독성이 중화된다는 기록도 있다. 단백질이 옻의 독성 성분과 결합해 중화된다는 것이다. 하지만 옻 알레르기가 있는 사람은 옻닭을 먹고도 동일한 알레르기 반응이 나타난다. 《동의보감》에는 "옻을 약에 넣을 때는 마땅히 짓찧어 부스러뜨려 연기가 날 때까지 볶아 써야 한다."라고 했다. 우루시올은 특성상 발효 과정을 거치거나 열을 가하면 일부가 불활성화된다. 건칠을 볶아 사용하는 이유도 우루시올을 휘발시키기 위해서다. 6~8시간 이상 물에 넣고 달이면 거의 대부분을 휘발시킬 수 있다.

또 칠해목(까마귀밥여름나무)과 함께 달여도 독 성분을 줄일 수 있다. 칠해목은 옻나무 근처에서 기생하는 나무로, 옻이 올랐을 때 달여서 발진이 난 부위를 씻어주거나 복용하면 효과적이라고 알려져 있다. 그래서 이름도 옻[漆]을 푸는[解] 나무[木]다. 이름도 참 잘 지었다.

시중에는 많은 옻나무 추출 식품이 있다. 식품으로 유통되는 것들은 옻이 오르지 않는다. 식약처 규정상 우루시올이 포함되면 안 되기 때문이다. 다행스러운 일이지만, 반대로 이 때문에 식품으로 유통되는 옻 추출물에는 약리적인 효능도 없다. 옻의 효능은 바로 우루시올에 있기 때문이다. 옻이 오르지 않아 안전하다고 광고하는 시중 제품은 약이 아니라 옻의 이름을 빌린 식품일 뿐이다.

알레르기를 일으키는 우루시올은 역설적으로 '옻이 좋은 약'이 되게 하는 성분이다. 그래서 한의사들은 우루시올이 포함된 상태의 건칠을 어떻게 하면 안전하게 투약할 수 있을지를 고민한다. 한의사 입장에서는, 우루시올이 포함돼 있지 않다면 약으로 처방할 필요가 없는 것이다.

옻독은 누군가에게는 고통을 주지만 다른 누군가에게는 고마운 명약이 될 수 있다. 일시적으로 고통을 줬던 대상에게도 말이다. 옻은 마치 아수라 백작 같다.

《동의보감》 들먹이면
없는 효능 생기나

요즘 늙은 호박 요리가 인기가 많다. 호박찜, 호박구이, 호
박숙, 호박떡, 호박죽 등 종류도 많다. 그렇다면 호박에는 어떤
효능이 있을까? 대부분의 인터넷 정보는《동의보감》을 언급하
면서 다음과 같이 적고 있다. "호박은 성질이 평순하고, 맛은
달며, 독이 없다. 오장을 편안하게 하고, 정신을 안정시키며 산
후의 하복부 통증을 치료한다. 또 소변을 나가게 하고, 눈을 밝
아지게 하고, 눈병을 치료한다." 하지만 이 효능은 먹는 호박의
효능이 아니다. 바로 보석 호박(琥珀)을 가리키는 것이다. 한글
발음이 같다 보니 오해한 결과다. 인터넷에서 검색할 수 있는
여러 가지 백과사전도 동일한 오류를 범하고 있다.

보석 호박은 과거 고급 한복의 단추 재료로 쓰였던 것으로, 송진이 뭉쳐져 굳어진 화석이다. 과거에는 약으로도 사용됐다. '호박(琥珀) 편'을 자세하게 읽어보면, "호박은 가루 내서 체로 잘 쳐서 사용하고 소나무에서 구할 수 있다."라고 돼 있어, 먹는 호박이 아님을 알 수 있다. 인터넷상의 내용들은 전형적인 레퍼런스 오류다. 누군가 잘못 인용해놓은 것을 사실이겠지 하면서 의심 없이 재인용한 것이다.

안타깝게도《동의보감》에 먹는 호박에 관한 언급은 없다. 이유는 간단하다.《동의보감》은 조선 중기(1613년)에 완성됐는데, 호박은 임진왜란 이후 조선 후기에 전래됐기 때문이다. 한국에는 중국을 통해서는 동양계 호박(늙은 호박)이 들어왔고 일본을 통해서는 서양계 호박(단호박)이 전래됐다. 중국 명나라 때 저술된 이시진의《본초강목》에는 호박이 남과(南瓜)라는 이름으로 기록돼 있다. 남쪽[南]에서 유래된 박[瓜]이라는 의미다. "속을 보하고 기운을 더해준다."라고 했다.

《동의보감》은 시대적으로 먼저 출간된《본초강목》을 참고했음에도 호박을 기록하지 않았다. 허준 자신이 어떤 작물인 줄 몰랐거나, 중국에서 나는 작물이라는 것을 알고 있었지만 조선의 백성이 구할 수 없는 재료라 누락시킨 것일 수도 있다.

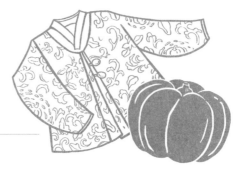

안타깝게도 《동의보감》에
먹는 호박에 관한 언급은 없다. 이유는 간단하다.
《동의보감》은 조선 중기에 완성됐는데,
호박은 임진왜란 이후 조선 후기에 전래됐기 때문이다.

호박이 전래된 이후 조선 후기에 국내에서 저술된 《방약합편
(方藥合編)》에는 남과로 기록됐다.

《동의보감》이 저술된 이후에 전래된 채소로 호박 이외에도
감자, 고구마, 고추, 양파, 옥수수 등이 있다. 당연히 이 재료들
에 관한 내용도 찾아볼 수 없다. 하지만 인터넷에는 해당 재료
들 또한 《동의보감》을 언급하면서 효능을 설명하고 있다. "동
의보감에는 감자가 충치를 예방하고, 해충이나 기생충을 없애
는 구충 작용과 술독을 푸는 해독 작용을 한다고 되어 있다."라
는 식이다.

감자는 한자어로 감저(甘藷), 마령서(馬鈴薯)나 양우(洋芋),

고구마는 번서(蕃薯), 고추는 랄초(辣草), 양파는 옥총(玉葱), 옥수수는 옥촉서(玉蜀黍)로 불렸다. 역시 《동의보감》에서는 찾아볼 수 없는 이름으로, 《동의보감》 이전의 중국 서적이나 조선 후기 국내 서적에 등장한다.

옛말에 "주자 업고 송사(訟事)한다."라는 말이 있다. 주자(朱子)는 성리학을 집대성한 송대의 학자로, 사서삼경 모두에 주석을 달았던 주희(朱熹)를 가리킨다. 주자는 당대 최고의 석학으로, 일반인이 말싸움을 할 때 주자를 들먹이면 지는 경우가 없었다고 한다. 굳이 주자를 언급할 필요가 없을 때도 주자를 들먹이며 말싸움을 한 것이다.

《동의보감》 또한 그 명성 때문에 주자 같은 역할을 하고 있는 것 같다. 《동의보감》의 역사적, 학술적, 임상적 가치는 의심할 여지가 없다. 그럼에도, 《동의보감》 속의 잘못된 내용이나 오류는 냉정하게 지적되고 배제돼야 한다. 심지어 없는 내용조차 《동의보감》을 등에 업은 장삿속은 두말할 필요도 없다. 허준 선생이 아시면 웃을 일이다.

명현 반응은
없다

명현 반응이라는 말을 흔히 듣는다. 건강 기능 식품이나 특정 약을 복용한 후 이상 반응이나 트러블이 일어나면 명현이나 호전 반응이라고 한다. 당연히, 명현은 있으면 좋은 것으로 여겨진다. 하지만 이는 '눈 가리고 아웅' 하는 격이다.

명현(瞑眩)이라는 단어는 《서경(書經)》에 처음 등장한다. '설명(說命) 편'에 "만약 약이 명현하지 않으면 중병이 낫지 않는다."라고 했다. 이 문장이 왕부(王符)의 《잠부론(潛夫論)》이나 《맹자(孟子)》에도 인용됐다. 당나라 공영달(孔穎達)의 소(疏: 일종의 주석)에서는 "명현은 사람이 괴롭고 번민하다는 의미[瞑眩者令人憤悶之意也]"라고 했다.

문헌상의 기록을 보면 모두 "약이 명현하다."라고 했다. 눈 앞이 깜깜하고 어지러울 정도로 약을 강하게 사용해야 한다는 의미다. 가장 적절한 표현은 《방약합편》에서 찾아볼 수 있다. "대극(大戟)은 대독(大毒)하고 수종(水腫: 부종)과 징견(癥堅: 종양) 을 치료하는 공이 명현하다."라고 했다. 여기서도 명현이라는 단어는 증상을 표현한 것이 아니라 효능이 명현하게 나타난다 는 뜻이다. 그만큼 독한 약이라는 의미다.

명현에 관한 잘못된 해석은 일본에서 유래했다. 일본 전통 의학에서 몇 가지 안 되는 약재로 구성된 고방(古方) 위주의 처 방을 하면서, 환자들에게 나타나는 예상치 못한 반응을 명현이 라고 말하기 시작한 것이다.

명현을 부작용과 비교해 설명하는 경우도 있다. 많은 사람 들이 '부작용'을 부(不)작용으로 알고 있는데, 부(副)작용이다. 부작용은 주(主)작용에 부수적으로 항상 나타나는 작용이다. 영 어로는 side effect라고 한다. 부작용은 충분히 예상되는 작용 이다. 예를 들면, 항히스타민제를 복용하면 졸리고, 마황(麻黃) 을 복용하면 심장이 두근거리면서 불면증이 생길 수 있는 것이 다. 전혀 예상치 못한 증상은 '역(逆)작용'이나 '비(非)작용'으로 표현해야 맞다. 명현 반응은 부(副)작용이 아니라 단지 외부 자극에 의한 불편하고 당황스러운 역(逆)작용이다.

명현이 치료 과정 중 나타나는 당연한 증상이라는 명제가 성립되려면, 필수조건으로 '예측 가능한' 증상이어야 하고 특정 자극을 받는 대상 모두 '비슷한 과정'을 겪어야 한다. 만일 예측이 불가능하고 대상마다 다른 증상을 보인다면, 그저 과민 반응이나 트러블일 뿐이다. 이를 체질에 따른 차이라고 말하려면 이 또한 일정한 경향이 존재해야 한다. 한마디로, 예측하지 못한 의외의 증상은 명현 반응이 될 수 없다.

명현을 맹신하면 많은 문제점이 야기된다. 소위 말하는 명현 반응은 '우리 몸이 뭔가 잘못되고 있구나.'라는 신호다. 명현은 없다.

3장

생활의 양식

밥이 보약?
밥에 중독되는 탄수화물 중독증

'밥이 보약'이라고 했다. 밥만 잘 먹어도 건강해진다는 말이다. 또 밥이라도 잘 먹으면 걱정이 없겠다는 말이기도 했다.

우리 어릴 때 초등학교 시절 도시락을 보면, 잘사는 집 아이들의 밥에서는 반짝반짝 빛이 났다. 흰 쌀밥만 들어 있기 때문이었다. 이런 쌀밥은 우리 민족의 주식이었고 마치 물처럼 아무런 해가 없는 것으로 여겨졌다.

한의서에는 쌀(멥쌀)은 맛이 달고 독이 없으며 위장의 기운을 고르게 하고 살찌게 하며 속을 덥히고 기를 보한다고 했다. 그런데 이런 밥, 특히 쌀밥에 중독될 수도 있다는 사실을 아시는지? 정확히 표현하자면, 밥의 주성분인 탄수화물에 중독되는 것이다. 특히 현미를 도정한 흰 쌀밥이 문제다. 탄수화물에 중독되면 빵이나 단맛이 나는 과자류나 초콜릿 등을 많이 찾게 되며, 회식 자리에서도 꼭 밥 한 공기를 먹어야 정신을 차린다.

20대 후반의 한 여성 환자는 밀가루가 안 좋다고 해서 그나마 바꾼 간식거리가 떡이라고 했다. 이것이 탄수화물 중독 증상으로 볼 수 있다. 탄수화물 중독은 하루에 필요한 탄수화물의 적정 섭취량보다 더 많은 양의 탄수화물을 섭취해야 몸이 만족하는 것을 뜻한다. 탄수화물에 중독되면 당분이 많은 음식을 갈망하게 되는데, 탄수화물은 쉽게 포도당으로 전환·흡수되기 때문이다. 문제는, 높아진 포도당 때문에 인슐린이 과다 분비되고, 이러면 다시 혈당이 낮아져 당분이 많은 음식을 또 찾는 악순환이 벌어진다는 것이다.

보통 스트레스를 받으면 단 음식을 찾는다. 당분을 먹으면 세로토닌이 분비되면서 잠시나마 심리적으로 편안한 상태가 되기 때문이다. 그런데 오랫동안 반복적으로 단 음식을 먹으면 단맛에 대한 내성이 생기고, 더 단 음식을 먹지 않으면 불안하고 집중력이 떨어지면서 우울해지는 '슈거블루스(Sugar blues)' 증상이 찾아온다.

빵이나 밀가루 음식을 좋아하는 사람이 이를 끊는 것은 골초 흡연자가 담배를 끊는 것만큼이나 어렵다. 그러나 탄수화물(포도당)을 포함한 과도한 단 음식의 섭취는 결국 비만으로 이어져 당뇨, 동맥경화증이 쉽게 생기고 우울증도 유발될 수 있다. 단맛은 어느 정도 비장 기능을 돕고 편안하게 하는 성질이 있다. 하지만 단맛이 지나치면 비장의 기운을 실(實)하게 만든다. 여기서 실하다는 것은 좋다는 뜻이 아니라 너무 많아 넘쳐흐른다는 뜻이다. 허한 것도 안 좋지만 실한 것도 병이다.

《동의보감》에는 "비장이 실하면 배가 불러오고 몸이 무겁고 배가 쉽게 고파진다."라고 나온다. 지나친 단맛은 결국 비장을 실하게 만들어 쉽게 배가 고파지게 하고 단맛을 더 많이 먹게 하는 결과를 초래한다는 것이다. 참고로, 여기서의 비장은 요즘 말하는 비장이 아니고 위장 뒤에 붙어 있는 췌장을 가리킨다. 소화 효소를 분비해 소화 기능을 담당하는 췌장을 과거에는 비장으로 불렀다. 그러다 서양의학이 들어오면서 장부를 한의학의 오장육부와 연결하는 과정에서 족보가 엉망이 된 것이다. 어쨌거나 과거의 비장은 지금의 췌장이다.

지나치게 단맛을 찾는 것을 억제하려면 실해진 췌장의 기운을 억눌러야 한다. 그 방법은 바로 쓴 음식을 먹는 것이다. 쓴맛은 비장을 억누르는 작용을 하기 때문이다. 예를 들면, 쓴맛이 강한 깽깽이풀(황연)이나 탱자 열매(지실)는 과열된 췌장의 기운을 조절하는 대표적인 약재다. 맛으로 장부의 기운을 조절하는 것이 가능하기 때문에, 깽깽이풀이나 탱자 열매 말고도 쓴맛을 내는 모든 음식이 가능하다. 우리가 일상에서 먹는 쓴 음식은 과도한 췌장의 기운을 안정시키는 작용을 한다. 특히 쓴바귀, 돌미나리, 달래, 당귀, 셀러리, 신선초 같은 쓴맛 나는 채소는 췌장의 기운이 실해지는 것을 막기 때문에, 단맛 음식의 섭취를 줄이면서 나타나는 금단 증상을 조절해준다.

식단을 갑자기 확 바꾸면 금단 증상이 생겨 탄수화물 중독증의 치료에 실패할 가능성이 크다. 혈당지수가 낮은 음식으로 서서히 바꿔야 한다. 또 흰 쌀밥 대신 현미나 보리 등 잡곡을 넣어 먹는 것이 좋다. 섬유질이 풍부한 음식을 많이 먹는 것도 탄수화물 섭취를 줄이는 데 도움이 된다. 섬유질은 장을 건강하게 만들면서 혈당을 조절해 식욕을 억제하고 탄수화물이 넘치게 들어오는 것을 막아준다. 이제 눈처럼 흰 쌀밥이 보약인 시대는 지났다.

현미가
건강 해치는 독이라고?

항간에 현미가 독이라는 말이 떠돌고 있다. 현미를 많이 먹으면 건강을 해치고 사람을 서서히 죽인다는 것이다. 현미는 백미와 달리 다양한 미네랄과 비타민, 식이섬유가 포함돼 있어 건강식으로 알고 있던 만큼 당황스러울 수밖에 없다. 현미는 정말 독일까?

현미(玄米)는 도정하지 않은 쌀로, 색이 어두워서 붙여진 이름이다. 옛날에는 핍쌀, 조미(糙米), 매조미쌀(-糙米-) 또는 메조미쌀이라고도 불렀다. 도정한 쌀은 멥쌀이나 갱미(粳米)라고 했다. 쌀을 언제부터 도정해서 먹었는지는 정확하게 알 수 없다. 그러나 《태종실록》 태종 12년 8월의 기록에 "쌀을 정밀하게 도정하는 폐단을 염려해 갱미 대신 조미로 녹봉을 대신했다."라는 기록이 있는 것을 보면, 당시 도정한 쌀은 귀했고 주로 현미로 먹었음을 알 수 있다.

현미가 문제가 되는 것은 껍질에 있는 피틴산(Phytic acid) 때문이다. 피틴산은 씨앗 등의 곡물 외피에 주로 함유돼 씨앗이 썩지 않고 정상적으로 발아되게 하는 성분이다. 문제는 피틴산이 미네랄과 같은 금속성 원소에 쉽게 달라붙어 덩치가 커지기 때문에, 장에서 흡수가 잘 안 되고 쉽게 배출된다는 것이다. 게다가 단백질을 만나 침전시키는 성질이 있어 단백질 흡수도 방해한다. 이 때문에 피틴산이 들어 있는 현미를 많이 먹으면 칼슘, 철분 등의 흡수를 방해해 골다공증, 성장장애, 빈혈을 유발한다는 걱정을 하는 것이다. 현미를 즐겨 먹으면 충치가 잘 생긴다는 소문도 있다.

충남대학교 농업과학기술원의 연구 결과를 보면, 현미밥 100그램에는 피틴산이 462밀리그램 정도, 도정된 쌀(11분도 백미)에는 15밀리그램 정도 포함돼 있었다. 현미가 약 30배 많다. 한 실험에서 각각 현미와 백미를 먹인 쥐의 대변에서 칼슘이나 마그네슘의 배출량을 살펴봤더니, 그 양이 현미를 먹인 쥐가 백미를 먹인 쥐에 비해 많았다. 하지만 피틴산 함유량만큼 배출량이 증가한 것이 아니라 약간 많은 정도에 불과했다.

현미 속 피틴산의 부정적인 측면만 강조돼 안타깝다. 피틴산은 씨앗이 썩는 것을 방지하기 위한 성분으로, 항산화 작용을 한다. 우리 몸에서도 항산화·항암 작용을 하고 지방산의 대사를 조절한다. 따라서 고지혈증에 좋고 살도 빠진다. 신장결석이나 담석증을 치료하는 효과도 있다. 또 금속성 원소에 달라붙는 작용으로 인해 중금속도 배출시킨다.

피틴산과 마찬가지로, 우리 몸에 꼭 필요한 미량 영양소인 비타민과 미네랄도 상호작용을 한다. 특정 영양소는 다른 영양소의 흡수를 촉진하기도 하지만 반대로 어떤 영양소는 다른 영양소의 흡수를 방해해서 밀어낸다. 예를 들면 칼슘과 마그네슘은 모두 필요한 영양소이면서도 서로 흡수를 방해한다. 아연은 구리 배출을 촉진한다. 독자적으로 작용하는 미네랄이나 비타민은 결코 없다.

피틴산은 식물이 자신의 종족 번식을 위해 함유하게 된 성분일 뿐이다. 도정하지 않은 거의 모든 통곡물의 외피에 포함된 성분이다. 콩이나 견과류, 흔한 나무 열매에도 있다. 밀기울과 아마씨에는 3퍼센트의 피틴산이 포함돼 있다. 현미가 독이라면 모든 통곡물과 씨앗이 독이 되는 셈이다.

만일 피틴산 때문에 현미를 섭취하는 것이 정 걱정된다면, 약간 발아시켜 섭취하면 된다. 현미는 수용성이기 때문에 물에 담가만 놓아도 피틴산이 약간 줄어든다. 현미를 2일간 발아시키면 44퍼센트로 줄고 물에 불리면 71퍼센트 수준으로 줄어든다. 단, 열에 강하기 때문에 끓인다고 없어지지는 않는다.

현미가 미네랄의 흡수를 어느 정도 방해하는 것은 사실이다. 따라서 심각한 미네랄 결핍으로 특수 영양요법 중이라면 섭취에 주의해야 한다. 하지만 다른 식품은 아무것도 먹지 않고 현미만 먹는 것이 아니라면 그다지 걱정할 필요는 없다. 적당량의 현미와 함께 미네랄이 풍부한 반찬을 골고루 섭취하면 된다. 현미는 단점보다 장점이 더 많은 식품이다. 현미는 독이 아니라 건강한 밥이다.

식사 때 먹는 국과 물,
독인가 약인가

외국인이 한국 사람의 식사하는 모습을 보면 두 번 놀란다
고 한다. 한 번은 깨끗하게 씻어서 지은 밥을 국에 다시 씻어
먹는 청결함에 놀라고, 두 번째는 밥을 씻고 난 국물을 모두 마
셔버려서 다시 한 번 놀란다는 것이다.

'국'은 외국인이 이해하기 어려운 우리만의 독특한 식문화
다. 동아시아 인접 국가인 중국과 일본도 국문화가 발달해 있
지는 않다. 중국은 대부분 젓가락으로 식사를 하고, 일본도 장
국 등이 있지만 주로 마시는 방법으로 섭취한다. 그러나 우리
나라는 밥그릇과 국그릇이 항상 함께 차려지고, 젓가락과 함께
국물을 먹을 수 있는 숟가락이 준비되어 있다. 국은 과거 식량

이 부족했을 당시 포만감을 주기도 했다. 그래서 국밥이 만들어졌다고도 한다.

그런데 언제부터인가 식사 때 국을 먹으면 소화도 잘 되지 않고 위장병이 생긴다고 난리다. 밥을 국이나 물에 말아서 먹으면 덜 씹게 돼 침 속 소화 효소가 덜 분비되고, 위에 들어간 많은 양의 수분이 펩신 같은 소화액을 희석해 소화에 부담을 줄 것이라고 한다. 특히 소장은 알칼리성을 유지해야 하는데, 위장의 위산이 물과 함께 너무 빨리 소장으로 내려가서 소장의 알칼리성을 희석해 탄수화물의 흡수가 잘 안 된다는 얘기도 한다.

밥과 국이나 물을 따로 먹어야 하는 이유로 야생동물의 '동물식'에 비유하는 사람도 있다. 동물들은 고형식과 수분을 함께 섭취하지 않고, 며칠 동안 물을 안 마시고도 견딘단다. 그러나 필자의 소견으로는 동물은 기구를 사용하지 못하기 때문에 물을 용기에 담아두고 마시면서 식사를 할 수 없을 뿐이고, 자연이나 가뭄 속에서 어쩔 수 없이 일정 기간의 탈수를 감수하는 것으로 보인다.

우리는 속이 불편하거나 입맛이 없으면 죽을 먹는다. 죽은 수분량이 많아서 별로 씹지 않고 후루룩 삼키기 때문에, 그들의 '이론(異論)'에 의하면 소화가 잘 안 되고 흡수에 문제가 생겨야 한다. 죽은 한 번 걸쭉하게 끓여서 소화가 잘 되는 것이라고 하면, 우리가 즐겨 먹는 국수나 냉면은 또 어떤가. 국물까지 많이 마시는 경우도 많은데, 소화가 잘 안 돼 문제가 된 적은 없다. 역시 소화액을 희석하는 수분량이 문제라면, 수분이 많은 수박은 소화가 잘 안 되고 빽빽하게 물 없이 먹는 찐 고구마는 소화가 더 잘 돼야 한다.

물론 잘 씹어서 삼키면 침의 분비량이 많아지고, 위장의 소화액이 충분하면 소화가 잘 되는 것은 사실이다. 그러나 물을 마신다고 해서 소화가 안 되리라 보는 것도 억지다. 너무 이론적인 면만 부각한 나머지, 실제로 인간의 몸에서 일어나는 기능과 결과는 무시한 측면이 있다. 물은 일종의 소화제로도 작용한다. 그리고 음식물이 소화가 잘 되도록 부드럽게 만들어주는 역할도 한다. 구강건조증이 있을 때는 식사할 때 물이나 국을 함께 먹는 것도 좋고, 위산과다증일 때에도 물을 마셔서 위산을 희석하는 것이 좋다. 그리고 물은 영양분을 분해하기 위한 화학반응을 일으키는 가수분해(加水分解)의 기폭제 역할도 한다. 위하수나 위무력증, 장에서 항상 '꾸루룩' 소리가 나는 장명(腸鳴), 평소에 손발이 차고 위장이 약한 경우가 아니라면, 식사 때 물과 국의 섭취를 제한할 필요는 없다.

한의학에서 보는 위장은 습기를 좋아하고 건조함을 싫어하는 장기다. 위장에 습기(음기)가 부족해 건조해지면, 입이 마르고 배는 고픈데 먹고 싶지가 않아진다. 그리고 쉽게 배가 고파진다. 그래서 옛날에는 입맛이 없을 때 입이 까칠하다고 하면서 물에 밥을 말아 먹고는 했다. 더불어 수분과 함께 섭취가 되니 포만감도 생긴다. 위가 습기를 좋아한다는 말은 위는 촉촉해야 한다는 뜻으로, 여기에는 펩신과 같은 소화액뿐 아니라 우리가 마시는 물도 포함된다.

가장 좋은 식사법은 입에도 좋고 속도 편한 것이다. 그리고 즐겁게 먹고 마시면 되는 것이다. 소화액이 걱정된다면 물과 함께라도 여러 번 씹어서 삼키면 된다. 몸은 아무렇지도 않은데 한 줄의 지식으로 인해 너무 불편하지 않았으면 한다.

청국장은 지혈도 하지만
혈전도 녹인다

한때 모 방송에서 와파린(항응고제) 복용 중에는 청국장을 먹지 말라는 내용이 소개됐다. 청국장에는 혈액 응고에 관여하는 비타민K가 많기 때문에 와파린의 효능을 떨어뜨리고 심지어 혈전을 만들어 심각한 결과를 초래할 수 있다는 것이다.

와파린은 혈전 형성을 억제해 심혈관 질환의 예방약으로 사용된다. 간에서 만들어지는 혈액 응고 인자의 생산을 방해해 혈액이 응고되지 않게 하는 것이다. 혈액 응고에는 비타민K가 관여하는데, 와파린이 비타민K의 활성을 차단해 혈액 응고 인자의 생산을 막는 것이다. 따라서 심방세동 같은 부정맥이 있는 심장 질환자가 혈전 형성 예방을 위해 와파린을 복용하고 있다면, 비타민K가 많이 포함된 음식은 주의해야 한다. 비타민 K가 혈전을 만드는 것은 아니지만 와파린의 효능을 떨어뜨리기 때문이다.

비타민K는 된장, 두부, 두유, 콩기름, 콩가루 등 콩 음식에 많다. 클로렐라, 시금치, 브로콜리, 양배추 같은 채소류에도 많다. 와파린을 복용할 때에는 채소를 포기하라는 말도 있다. 콩 음식에 청국장도 포함된다. 하지만 청국장은 비타민K에만 작용하는 것이 아니다. 1987년 일본의 한 과학자는 낫토에서 혈전을 녹이는 나토키나아제라는 효소를 발견했다. 이 효소는 낫토균이 콩을 발효시키는 과정에서 만들어지는데, 혈전 분해 효과와 함께 혈전 용해 효소인 유로키나아제 전 단계 활성 물질(프로유로키나제)도 갖고 있다. 이 효소는 낫토뿐 아니라 청국장에도 많다.

따라서 비타민K가 많이 들어 있는 음식과 청국장을 동일시하는 것은 문제가 있어 보인다. 물론 청국장에 비타민K가 많다는 사실은 와파린의 효능을 떨어뜨려 혈전이 생길 가능성을 높일 수 있지만, 동시에 청국장에 들어 있는 나토키나아제가 혈전을 제거해 걱정을 덜어주기 때문이다. 만일 와파린을 청국장과 함께 먹을 때 청국장 성분 중 비타민K가 아니라 나토키나아제에 집중한다면 혈전이 생기는 부작용보다 출혈 부작용을 걱정해야 할 것이다. 혈전만을 이야기하는 것은 마치 달의 앞면만 보인다고 뒷면을 무시하는 것과 같다.

청국장에 들어 있는 비타민K와 나토키나아제는 서로를 견제하기 위해 존재하는 것이 아니다. 한 성분은 응고 기전에 관여하면서 다른 한 성분은 과도한 혈전 생성을 막아주는 역할을 한다. 모두 우리 몸에 필요한 작용이다. 비타민K가 많은 음식이라고 해서 와파린을 복용할 때 절대 먹지 말아야 하는 것은 아니다. 와파린의 처방 용량과 함께 항상 일정량을 먹으면서 점검하고 있다면 별다른 부작용을 걱정하지 않아도 된다.

와파린을 복용하는 환자가 군이 콩 음식을 먹겠다면 청국장을 먹는 것이 낫다. 날마다 불규칙적으로 과도한 양의 청국장을 약처럼 먹는 것이 아니라면, 어쩌다 식사로 먹는 것까지 걱정할 필요는 없다. 다만 나토키나아제는 열에 약해서 국보다는 냉청국장으로 먹는 것이 효과적이다.

청국장은 지혈도 하지만 동시에 혈전도 녹인다.

상추 먹어도
졸음 쏟아질 일 없다

쌈 채소의 종류가 다양해졌지만, 그중 대표적인 것은 여전히 상추다. 상추는 국화과 식물로, 한자어로 와거(萵苣)라고 한다.《본초강목》에는 와거의 다른 이름이 와채(萵菜), 천금채(千金菜)라고 했다.《본초강목》은 백거(白苣)라는 채소를 별도로 기록하고 있는데, 백거는 백상추를 의미한다. 자색을 띠는 자거(紫苣: 적상추)에 빗대 부른 이름이다. 와거나 백거 모두 상추다.

우리말인 '상추'라는 이름은 생으로 먹는 채소라는 뜻의 '생채(生菜)'에서 유래된 것이다. 조선 후기 역사서인《해동역사》에 "수나라 사람들이 상추 종자를 구할 때 하도 비싸게 사서 천금채라고 하며 고려인들은 생잎에 밥을 싸 먹는다."라고 기록돼 있다. 중국 수나라 시대는 역사적으로 한반도의 삼국시대였으니 이 기록은 오류라고 보이지만, 고려의 상추가 품질이 좋았고 상추쌈을 고려시대부터 먹었다는 근거로 쓰이는 기록으로 볼 수 있다.

상추를 먹으면 '졸리다'는 것이 상식이다. 상추의 줄기를 꺾으면 우윳빛 액즙이 흘러나오는데, 여기에는 락투카리움(Lactucarium)이라는 성분이 들어 있다. 락투카리움은 알칼로이드 계열의 쓴맛을 내는 물질로, 락투신, 락투세린, 락투신산으로 이뤄져 있다. 이 성분들은 진통 작용과 최면 작용이 있어 졸음을 유발할 수 있다. 이 성분들을 '상추아편'이라고 부르는 이유다.

하지만 한의서에는 "상추가 잠을 덜 자게 한다."라고 기록돼 있다. 당나라 때 편찬된《식료본초》'상추 편'에는 "총명하게 하고 잠을 덜 오게 한다[聰明 少睡].'라고 기록하고 있다.《동의보감》도 마찬가지로 기록돼 있고,《본초강목》에는 '聰明'만 있고 수면에 대한 언급은 없다.

조선시대《승정원일기》정조 24년의 기사에는 다음과 같은 내용이 나온다. "상추는 짜증나는 것을 제거하고 답답한 것을 시원하게 한다. 낮잠도 잘 안 오게 하고 밤에도 역시 잠이 잘 안 온다[晝寢姑無論 夜亦少睡矣]. …… 점심 때 졸림을 막을 수 있어 잠을 피하는 처방이라고 할 수 있다[午間昏困者快祛 眞可謂 辟睡方]." 역시 잠을 줄인다는 내용이다.

하지만 당시에도 상추를 먹으면 졸리다는 말이 회자됐나 보다.《승정원일기》는 위 글에 이어서 "일반인은 상추를 먹으면 졸리다고 하는데[食後昏困], 의서에서는 눈을 밝게 하고 잠이 잘 안 온다고 했다[明目少睡]."라고 의문을 표시했다. 정약용의《다산시문집》(제5권)에도 "상추는 비록 잠이 많아지게 하지만[萵苣雖多眠], 먹는 채소로 빼놓을 수는 없어……"라는 내용이 나온다.

이런 혼란은 지금도 마찬가지다. 누구는 졸리다고 하고 누구는 머리가 맑아진다고 한다. 상추가 달라져서 혼란은 가중된다. 요즘 쌈으로 먹는 상추는 줄기를 꺾어도 우윳빛 액즙이 거의 나오지 않는다. 하우스 재배가 많고 주로 어린 잎을 쌈으로 먹기 때문이다. 다 자란 노지 상추라 해도 꼭지를 떼고 먹는 경우가 많아 락투카리움의 섭취는 줄어든다. 더군다나 몇 장 먹었다고 해서 잠이 오지는 않는다.

한의사들 사이에는 태음인이 상추를 먹으면 졸려한다는 말이 있다. 반대로, 상추를 먹고 졸리면 태음인이라는 말도 있다. 하지만 락투카리움이 태음인에게만 민감하게 작용하는지는 확인되지 않았다. 다만 상추는 성질이 서늘해 몸이 찬 냉체질은 적게 섭취하는 것이 좋다. 한의서에는 "큰 해를 입히지는 않지만 몸을 약간 차게 한다."라고 나온다. 백상추가 적상추보다 기운이 더 차다.

이런 저런 고민을 떠나, 요즘 상추로는 졸음이 거의 유발되지 않는다. 일시적으로 졸음이 올지는 몰라도 결과적으로 답답함이 풀어지고 머리는 맑아지며 각성된다. 따라서 수험생이 상추를 먹어야 될지 걱정할 필요는 없다. 상추쌈을 먹는다고 바로 졸음이 쏟아지지 않는다. 상추는 수면제와 각성제의 중간에 있다.

사골국, 잘못 먹으면
뼈를 해친다

병원 주변에는 설렁탕집이 많다. 설렁탕 국물을 24시간 쉬지 않고 우려낸다는 곳도 있고, '보약 한 그릇 설렁탕'이라는 간판을 내건 곳도 있다. 명절 때면 사골국물에 떡을 넣어 떡국을 끓여 먹는 것이 별미고, 아이들이 밥을 잘 먹지 않고 몸이 비실비실하면 사골을 우려서 며칠이고 두고서 먹이고는 한다. 요즘은 사골순댓국도 있다.

사골이 버려진 뼈인 사골(死骨)인 줄 알았더니 사골(四骨)이었다. 소의 네 다리 위쪽 뼈를 가리키는 말인데, 이 뼈를 오래 끓이면 뽀얀 국물이 우러난다. 설렁탕을 사골국이라고도 하는데, 차라리 우골(牛骨)국이라 했으면 이해가 빠를 것 같다.

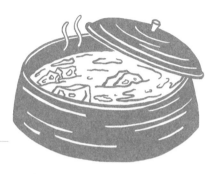

1회 6시간을 기준으로 네 번 이상
쇠뼈를 우리면 사골 속 인 성분이 빠져나온다.
인 성분이 많이 들어 있는 사골은 결국 뼈를 더욱 약하게 만드는 아이러니를 낳는다.

얼마 전에 병원 근처 한 유명한 설렁탕집에서 설렁탕을 포장해 온 적이 있다. 하도 손님들이 포장을 많이 해 가니, 미리 포장을 해놓고 있었다. 주인이 아주 진하게 고아진 것이라며 건네준 포장된 사골국은 묵처럼 하얗게 굳어 있었다. 묵처럼 보이는 것은 바로 콜라겐 성분 때문이다. 콜라겐은 아미노산으로 분해되어 소화·흡수되기 때문에 문제될 것은 없지만, 이것이 우리 몸에서 뼈관절을 만드는 것은 아니다.

2013년 농촌진흥청이 사골국 성분조사 결과를 발표했는데, 사골국에 들어 있는 기름 성분을 포함해 칼로리가 100밀리리터당 약 47킬로칼로리로 우리가 시중에서 사 먹는 저지방 우유 정도고, 콜라겐, 콘드로이친황산, 칼슘 등의 영양분이 골고루 포함돼 있었다. 하지만 사골을 끓이면서 중간중간 식힌 후 굳어 있는 지방을 걷어내고 다시 끓이기를 반복한 결과였다.

1회 6시간을 기준으로 네 번 이상 쇠뼈를 우리면 사골 속 인 성분이 빠져나온다. 인은 칼슘의 흡수를 방해하고 뼛속 칼슘까지 빼내간다. 혈중에 인 성분이 많아지면 칼슘 농도가 떨어지고, 혈중 칼슘 농도를 정상화하기 위해 뼛속 칼슘을 뽑아가는 것이다. 따라서 인 성분이 많이 들어 있는 사골은 결국 뼈를 더욱 약하게 만드는 아이러니를 낳는다. 18시간 이상 정성스레 우린 사골국이 뼈에 도움을 주기는커녕 '골이영양증'(뼈가 점차 얇아지고 약해져 쉽게 부러지고 통증이 동반되는 질환) 등을 유발할 수 있는 것이다. 정성스러운 것은 좋지만 하루 종일 우려낸다고 좋은 것만은 아니다. 사골국에는 칼슘보다 지방과 같은 대량 영양소 비율이 높다. 사골국이 살만 찌우고 뼈를 약하게 하기 때문에 성장기 어린이들에게 먹이면 안 된다는 말이 이래서 생겨난 것이다.

간혹 식당에서 사골로 끓인 설렁탕 국물을 더욱 진하고 뽀얗게 만들기 위해 우유를 넣는 경우도 있다. 만약 사골을 오래 끓인 것처럼 속이기 위해서 넣었다면 도덕적인 문제가 될 수 있다. 그러나 건강에는 별다른 문제가 없다. 옛날에는 미음에 우유를 넣어서 끓인 타락죽(駝酪粥)이 임금에게 진상되는 귀한 음식 중 하나였다.

《동의보감》에 '동성상응 동기상구(同聲相應 同氣相求)'라는 말이 있다. 같은 주파수끼리 공명을 하듯, 같은 소리는 서로 응하고 같은 기운은 서로 구한다는 것이다. 그래서 뼈는 뼈를 보하고 콜라겐이 풍부한 도가니는 무릎연골에 도움이 될 수 있다. 또한 닭발은 계족탕(鷄足湯)에 들어가 관절을 치료하는 특효를 나타낸다. 역시 사골 또한 잘만 활용하면 우리 뼈를 튼튼하게 할 수 있다.

하지만 모든 식재료는 조리하는 방법이나 복용 방법에 따라서 그 성분과 효능이 달라진다. 사골국이 뼈의 건강을 생각하는 사골(思骨)국이어야지, 뼈를 죽이는 사골(死骨)국이 되면 안 된다. 우리가 일상적으로 먹는 식재료가 약이냐 독이냐는 우리가 그것을 어떻게 활용하느냐에 달려 있다. 사골국은 적당히 우릴 때만 건강한 국이다.

식초 많이 먹으면
정말 뼈가 약해질까

인류의 역사에서 식초는 빠질 수 없는 식품 중 하나다. 자연적으로 발효 과정을 거친 최종 산물이 바로 식초이기 때문에, 그다지 저장성이 좋지 못했던 과거에는 사람들이 자연스럽게 식초를 접하게 됐을 것이다.

식초가 건강에 도움이 된다는 것은 익히 알려져 있다. 홍초니 흑초니 하면서 건강 식초가 앞 다투어 개발되었고, 식초를 이용한 음료도 건강과 다이어트를 내세우며 판매되고 있다. 한편, 식초가 뼈를 약하게 한다는 말도 나돈다. 식초는 과연 건강에 이로울까, 해로울까?

식초는 종류에 상관없이 보통 4퍼센트 정도의 아세트산(초

산)을 함유하고 있다. 식초의 아세트산은 치아 표면의 법랑질
(에나멜)을 부식시켜 치아를 손상시킨다고 알려졌다. 과거 한의
서의 부작용 기록도 치아가 약해지는 것을 보고 뼈도 약해질
수 있을 것이라고 추측한 결과일 수 있다. 그래서인지 많은 한
의서가 식초를 지나치게 많이 먹으면 뼈를 약하게 한다고 언급
하고 있다. 《천금방(千金方)》이나 《식치(食治)》에서는 "식초를 많
이 먹으면 뼈를 손상시킨다."라고 했고, 《동의보감》도 "많이 먹
으면 뼈가 상할 수 있다."라고 했다. 《본초강목》에서는 "다식하
면 근골이 손상된다."라고 했고, 《방약합편》에도 "많이 먹으면
근골이 상한다."라고 돼 있다. 공통적으로 '과량 섭취'라는 전제
가 깔려 있기는 하다.

　미국 건강 정보 사이트(eHealthMe)는 미국 식품의약국(FDA)
보고서를 인용해 식초의 아세트산과 골밀도 감소 가능성에 관
한 내용을 언급하고 있다. 아세트산을 지속적으로 섭취하는
206명을 대상으로 연구한 결과, 그중 13명(6.31퍼센트)이 골밀
도 감소를 경험했다는 것이다. 이들의 공통점은 모두 60세 이
상 여성으로 골다공증을 앓고 있었다. 게다가 28세 오스트리아
여성이 사과식초를 6년간 하루 최대 250밀리리터 정도 복용한
결과 저칼륨혈증과 골다공증이 발생했다는 보고도 있다. 따라

서 장기간의 고용량 섭취를 금하고 부득이한 경우 의사와 상의할 것을 권고하고 있다. 뼈 건강을 생각하면 식초를 지나치게 많이 섭취하는 것은 문제가 있다. 특히, 골다공증을 앓고 있는 60대 이상 여성은 더욱 주의할 필요가 있다. 식초를 너무 많이 복용할 경우 골다공증이 심해질 수 있기 때문이다.

반면, 식초가 뼈 성장을 촉진한다는 연구 결과도 있다. 최근 농촌진흥청에서는 성장기 쥐를 대상으로 8주 동안 천연 발효 식초를 먹인 결과, 발효 식초를 먹은 쥐가 먹지 않은 쥐에 비해 경골의 성장 속도가 빨랐다고 밝혔다. 또 칼슘만 먹인 쥐나 칼슘 보조제만 먹인 쥐에 비해서도 경골 성장이 촉진됐다고 발표했다. 폐경기 쥐를 대상으로 한 실험에서도 골밀도가 치밀해졌음을 확인했다.

그런데 식초가 건강에 끼치는 영향은 치아나 뼈에만 국한되는 게 아니다. 지나치게 식초를 많이 섭취하면 저칼륨혈증, 저혈당, 인두염, 식도염, 위궤양 등을 일으킬 수 있다는 게 문제다.

식초의 하루 적정 섭취량은 딱히 정해진 바 없다. 하지만 일반적으로 15~30밀리리터가 적정 섭취량으로 알려져 있는데, 테이블스푼 1~2개 정도다. 건강을 위해 식초를 따로 섭취하려면 반드시 물 1컵 이상으로 충분히 희석해 빨대를 이용해 마시는 것이 좋다.

식초는 다양한 효능이 있는 식품으로 인류의 역사와 함께 해왔다. 건강을 위해 식초를 지속적으로 섭취하는 사람이 늘어나는 만큼, 우리나라에서도 식초에 관한 체계적인 연구가 필요하다. 효능이 있으면 부작용도 따르게 마련이다. 식초는 약에 가까운 식품이기 때문이다.

고기 없이 콩만 먹어도
단백질 보충에 문제없을까

요즘 동물성 보양식은 거들떠보지도 않는 사람이 늘어 났다. 동물성 식품을 전혀 먹지 않는 완전채식주의자인 비건 (vegan)도 있지만, 달걀이나 우유 정도는 먹는 채식주의자도 있 다. 완전채식주의자 식단의 가장 큰 고민은 단백질이다. 과연 식물성 단백질만 먹어도 건강에 문제가 없을까?

우리 몸을 건축물에 비유하면, 뼈가 철골이고 단백질은 콘 크리트나 벽돌에 해당한다. 체중의 12~15퍼센트를 단백질이 차지하며, 근육과 내장, 피부, 모발 등은 모두 단백질로 구성돼 있다. 따라서 단백질이 부족하면 몸이 탄탄해지지 않는다. 또 많은 면역세포가 단백질로 이뤄져 있기 때문에 면역력에도 문제가 생길 수 있다.

완전채식주의자들은 식물성 단백질만으로도 단백질을 충분히 보충할 수 있다고 말한다. 하지만 우리 몸이 필요로 하는 단백질의 구성을 보면 상황은 달라진다. 단백질은 아미노산으로 구성돼 있는데, 여기에는 몸에서 합성되는 비필수 아미노산이 있고 반드시 음식으로 섭취해야 하는 필수 아미노산이 있다. 필수 아미노산은 모두 9종류다.

단백질이 가장 많은 식물성 식품으로 콩을 꼽는다. 그래서 콩을 밭에서 나는 쇠고기라고 한다. 하지만 콩은 쇠고기와 중요한 차이점이 있다. 쇠고기 단백질에는 9종류의 필수 아미노산이 모두 포함돼 있지만 콩 단백질에는 그중 메티오닌(Methionine)이 부족하다. 콩만 먹어서는 우리 몸에서 단백질을 재합성할 수 없다는 말이다. 이 때문에 쇠고기와 같은 동물성 단백질을 완전 단백질이라고 하고, 콩과 같은 식물성 단백질을 불완전 단백질이라고 한다. 다행스럽게도, 콩에 부족한 메티오닌은 쌀에 들어 있다. 반면, 쌀에는 라이신이라는 아미노산이 부족한데 이는 콩에 포함돼 있다. 과거 교도소에서 고기반찬 없이 콩밥을 준 이유를 여기서 찾기도 한다.

식물성 식품만 섭취해도 골고루 먹는다면 필수 아미노산

을 보충할 수 있다. 식물성 식품 중에서도 필수 아미노산을 모두 포함하고 있는 것으로 햄프씨드(대마씨), 퀴노아(남아메리카산 비름과 곡식) 등이 있다. 대두에는 메티오닌 함량이 적지만 꼬투리가 완전히 여물기 전에 수확한 풋콩은 상대적으로 메티오닌 함량이 높다.

하지만 단백질의 질이 다르다. 식품에는 단백가라는 것이 있는데, 보통 단백가가 70 이상인 경우 양질의 고단백질 식품이라고 할 수 있다. 동물성 단백질은 식물성 단백질보다 단백가가 높다. 동물성 단백질 중에서도 달걀흰자를 단백가 100으로 친다. 일반적인 육류의 단백가는 80~90이며 생선도 70 이상으로 높은 편이다. 콩도 불완전 단백질이기는 하지만 70 정도로 높다. 반면 버섯이나 일반 채소의 단백가는 20~30으로 낮다.

단백질은 마치 물처럼 매끼 조금씩 섭취해야 한다. 탄수화물이나 지방과 달리 우리 몸에 쌓이지 않기 때문이다. 단백질은 펩타이드나 아미노산으로 분해돼 흡수된 후 필요한 만큼 소모되고, 나머지는 소변(암모니아 → 요소)으로 빠져나간다. 이로 인해 고기를 많이 먹은 날은 지린내가 심한 오줌을 누는 것이다. 그만큼 대사 후 산물이나 독성 물질이 많이 만들어지는 셈이다.

　보통 체중 1킬로그램당 1그램의 단백질이 요구된다지만 그만큼 섭취하기는 쉽지 않다. 부위마다 다르겠지만, 일반적으로 쇠고기 100그램에 30그램 정도의 단백질이 포함돼 있다. 따라서 몸무게가 70킬로그램인 성인이 70그램의 단백질을 섭취하려면 하루 350그램의 쇠고기를 먹어야 한다. 하지만 한 번에 소화·흡수되는 단백질의 양은 20~30그램밖에 안 돼 한꺼번에 많이 먹는 것도 의미가 없다. 매끼 생선 반 토막, 달걀 한두 개, 쇠고기장조림, 두부나 콩 반찬 등을 통해 꾸준히 먹어야 한다.

　지나치게 육식을 하면서 대사증후군에 시달리는 경우 완전채식이 건강에 도움이 될지도 모른다. 하지만 건강한 상태를 계속 유지하려면 동물성 단백질과 식물성 단백질을 골고루 섭취하는 것이 바람직하다. 지나치면 문제가 되겠지만 적당한 양의 고기는 거부할 필요가 없다.

먹어야 하는 과일 씨앗,
뱉어야 하는 과일 씨앗

과일을 먹을 때, 과일 속에 들어 있는 씨앗을 삼켜야 할지 뱉어야 할지 한 번쯤 고민해본 적이 있을 것이다. 과일 씨앗 중에는 먹어도 되는 것이 있고, 먹지 말아야 할 것이 있다.

씨앗을 함부로 먹어서는 안 되는 과일은 매실, 살구, 은행, 복숭아, 사과, 앵두 등이다. 이 과일의 씨앗에는 아미그달린이라는 시안 배당체가 함유돼 있다. 소량 복용하면 복통, 구토, 설사 등 소화기 증상이 나타나지만 많이 먹으면 중추신경계에 문제를 일으켜 사망에 이를 수도 있다.

매실과 은행에 아미그달린이라는 독성 물질이 있다는 것은 어느 정도 알려진 사실이다. 살구씨는 행인(杏仁)이라고 하는데, 개가 먹으면 죽는다고 해서 살구(殺狗)라는 이름이 생겼다는 말이 있을 정도다. 이 때문에 과거 보신탕집에서는 살구씨를 놓아두기도 했다. 개고기와 살구가 서로 상극이기 때문에 소화제로 사용하게 한 것 같다. 하지만 따지고 보면 돼지나 소도 죽였을 수 있다. 복숭아씨는 도인(桃仁)이라고 하는데, 역시 아미그달린이 소량 함유돼 있다. 그런데 도인이나 행인은 물론, 매실도 굽거나 훈연해 오매(烏梅)로 만들었고 은행도 백과(白果)라고 해서 약으로 썼다. 이들 씨앗에 독성이 있어도 약으로 먹을 때 문제가 없는 이유는 '가열' 처리 때문이다. 아미그달린은 휘발성 화합물로, 볶거나 물에 끓이는 과정에서 대부분 휘발된다. 도인(복숭아씨)이나 행인(살구씨)은 대부분 탕약에 들어가고, 오매(매실)나 백과(은행)는 굽거나 볶아서 사용하기 때문에 독성이 제거된다.

사과씨에도 소량의 아미그달린이 포함돼 있다. 따라서 영유아의 이유식이나 임산부의 영양식, 병후 회복식으로 사과를 먹을 경우, 씨는 소량이라도 먹지 않아야 한다. 사과씨 역시 살짝 볶아 먹으면 문제되지 않는다. 씹지 않고 삼키면 독성 작용은 일어나지 않는다. 앵두씨에도 시안 배당체가 들어 있다.

씨앗을 마음 놓고 먹어도 되는 과일도 있다. 수박씨, 석류씨, 참외씨 등이다. 이들 씨앗에는 항산화 성분이 많아 염증 조절에 좋고 불포화지방산이 풍부해 혈관 건강에도 도움이 된다. 특히 수박씨는 시트룰린(Citrulline) 성분이 많아 이뇨 작용이 있고 혈관 질환이나 정력에 도움이 된다. 석류는 식물성 에스트로겐 성분이 많아 갱년기 여성에게 좋다. 이 밖에 배, 감, 레몬, 유자, 자두, 멜론 등의 씨앗도 문제되지 않는다.

참외씨를 먹으면 복통이 생긴다고 해서 먹지 못하게 한 적도 있다. 참외씨의 끝이 날카로워서라는데, 장을 찌를 만큼 날카롭지는 않다. 참외나 참외씨는 성질이 서늘하기 때문에 체질에 따라 배탈, 설사를 유발할 수 있지만, 참외씨는 폐와 장을 윤택하게 해 기침이나 변비에 도움이 된다. 포도씨에도 불포화지방산과 항산화 성분이 풍부하다. 우리는 보통 껍질을 벗겨 과육만 삼키고 씨앗은 뱉어낸다. 영양분이 풍부한 것은 버리고 당분만 섭취하는 꼴이다.

먹어도 해가 안 되는 씨앗이라면 꼭꼭 씹어서 삼켜야 한다. 씨앗 껍질은 단단하기 때문에 씹지 않고 삼키면 소화·흡수가 잘 되지 않는다. 씨앗에는 영양분과 기운이 농축돼 있기 때문에, 먹을 수 있는 씨앗을 버리는 것은 너무 아까운 일이다. 씨앗을 먹으면 그만큼의 과일을 한 번 더 먹는 셈이다.

닭고기 '지방'은 나쁘고
오리 '기름'은 좋은가

무더운 여름이 시작되면 닭고기나 오리고기 등 보양식을 찾는 사람이 많다. 그런데 닭이나 오리 요리를 하면서 '지방'과 '기름'이라는 단어를 혼동해 사용하고 있다. 닭고기 지방, 닭볶음탕 기름 또는 오리 기름이라는 식이다. 지방과 기름은 서로 비슷하면서도 다르다.

일반적으로 상온에서 고체가 된 것을 지방이라고 하며 액체 상태를 기름이라고 한다. 영어로는 지방은 fat, 기름은 oil이다. 한자어로는 지방은 그냥 지방(脂肪), 기름은 유(油)나 지방유(脂肪油)라고 한다. 닭고기의 기름은 상온에서 굳기 때문에 지방, 오리고기의 기름은 액체 상태이기 때문에 기름으로 부르는 것이 맞다. 오리고기 기름의 융점(녹는점)은 섭씨 14도 정도다. 그래서 20도 안팎의 상온에서 액체 상태를 유지한다. 반면 쇠고기 지방의 융점은 43~47도, 돼지고기 지방은 38~44도, 닭고기 지방은 31~37도라 상온에서 굳는다.

항간에서는 오리 기름이 동물성 지방인데도 상온에서 굳지 않는 특징을 대단한 것처럼 여긴다. 만일 기온이 다른 지역에서는 어떨까? 북극에서는 오리 기름까지 모두 굳은 상태일 것이고 열대 지방에서는 닭고기 지방도 액체 상태일 것이다. 그렇다면 북극에서는 오리 기름도 별 대우를 받지 못하고 열대 지방에서는 닭고기 지방까지 특별한 기름으로 대접받을까? 사실 상온에서 액체냐 고체냐는 별 의미가 없다.

사람들은 쇠고기와 돼지고기 지방의 융점이 체온보다 높기 때문에 체내에 들어오면 혈관 안에서 바로 굳을 것이라고 걱정한다. 쇠고기 지방의 융점이 높아 돼지고기 지방보다 나쁘다고도 한다. 하지만 지방은 분자량이 커 바로 흡수될 수 없고 지방산으로 분해돼 흡수되기 때문에, 우리 몸은 그것이 소의 것인지 돼지의 것인지 알 수 없다. 단지 지방산일 뿐이다.

상온에서 고체인지 액체인지 결정짓는 것은 탄소와 수소로 이뤄진 지방산의 차이다. 지방산에는 포화지방산과 불포화지방산이 있다. 포화지방산은 탄소 결합이 단일 결합만으로 이뤄져 단단하게 이어져 있고, 불포화지방산은 중간 중간 이중 결합이 있어 느슨한 형태를 띤다. 따라서 포화지방산이 많으면 쉽게 굳어진다. 포화지방산은 체내에서 지방으로 재저장돼 에너지원도 되지만, 과도한 경우 건강에 문제가 된다.

많이 오해하고 있는 것이 있다. 동물성 지방은 모두 포화지방산으로 이뤄져 있고 식물성 기름이나 생선 기름은 모두 불포화지방산이라고 알고 있는 것이다. 육고기의 품종이나 부위, 연령에 따라 달라질 수 있지만, 포화지방산 대 불포화지방산의 비율을 보면, 대략 쇠고기 43:57, 돼지고기 42:58, 닭고기 33:67, 오리고기 30:70 정도다. 의외로 동물성 지방도 불포화지방산 비율이 더 높다.

반면 식물성 기름(들기름, 올리브유, 땅콩, 호두 등)의 경우 불포화지방산이 80~90퍼센트 이상을 차지하지만 포화지방산도 10~20퍼센트 정도 되며, 생선 기름(연어, 꽁치, 장어 등) 역시 불포화지방산이 많지만 포화지방산도 20~30퍼센트 정도 된다.

오리고기의 특징과 관련된 몇 가지 연구 결과를 보면 다른 육류에 비해 건강에 좋다고 결론짓고 있지만, 오리 기름 자체가 소위 '약기름'은 아니다. 오리 기름을 많이 먹으면 그만큼 포화지방산 섭취량도 늘어난다. 따라서 오리탕이나 오리고기주물럭을 할 때 기름을 적당하게 제거하는 것이 필요하다.

동물성 '지방'을 섭취할 때 식물성 '기름'을 적절히 활용하면 좋다. 이 때문에 구운 고기를 참기름에 찍어 먹는 지혜가 생긴 것인지도 모른다. 닭요리를 할 때 불포화지방산이 풍부한 들깨를 적당하게 넣으면 불포화지방산 비율은 오리 기름보다 훨씬 높아지고 당연히 상온에서도 굳지 않을 것이다. 단순히 지방은 나쁘고 기름은 좋다고 말할 수는 없다.

콩에 많은 이소플라본?
콩도 콩 나름

　콩은 단백질이 풍부하고 다양한 영양소를 함유하고 있
어 중요한 식량 자원으로 손꼽힌다. 특히 콩에는 이소플라본
(Isoflavone)이라는 성분이 많아 중년 여성에게 더없이 중요한
곡물로 활용되고 있다. 이소플라본은 항산화 작용이 있고, 심
혈관 질환과 대사증후군, 골다공증을 예방할 뿐 아니라 가임기
여성의 생리불순과 중년 여성의 갱년기 증상을 완화하는 효과
도 있다. 이로 인해, 식물성 에스트로겐(식물성 여성 호르몬)이라고
도 부른다.

　하지만 모든 콩에 이소플라본이 많은 것은 아니다. 미국
농무부의 '이소플라본 함유 식품 농무부 데이터베이스(USDA

Database for the Isoflavone Content of Selected Foods / Release 2.0)'를 살펴보니, 콩 중에서도 이소플라본이 많은 콩은 대두(soybean) 뿐이었다. 대두 100그램 기준으로 살펴보면 산지에 따라 약간 차이가 난다. 미국산은 159.98밀리그램, 중국산은 118.28밀리그램, 일본산은 130.65밀리그램이다. 국내산 대두가 178.81밀리그램으로 가장 높다. 전 세계 평균은 154.53밀리그램이다. 또 국내 논문과 기타 자료를 함께 참고하면, 콩가루(178.10밀리그램), 콩나물(40.71밀리그램), 유부(61.6밀리그램), 두부(72.7밀리그램), 연두부(89.5밀리그램), 순두부(68.5밀리그램), 청국장(104.5밀리그램), 된장(81.97밀리그램), 낫토(82.29밀리그램), 미소된장(41.45밀리그램), 두유(12.34밀리그램) 등에도 충분한 이소플라본이 함유돼 있다. 함량은 논문마다 약간 차이는 있지만 공통점은 모두 대두로 만들어진 식품이라는 것이다.

하지만 이소플라본은 대두 이외의 콩류에는 거의 함유돼 있지 않았다. 팥(0.59밀리그램), 검은콩(black beans, 0.01밀리그램), 강낭콩(0.02밀리그램), 네이비빈(0.21밀리그램), 핀토콩(0.18밀리그램), 누에콩(0.63밀리그램), 병아리콩(0.38밀리그램), 렌틸콩(0.06밀리그램), 녹두(0.09밀리그램) 등에는 1밀리그램 이하로 함유됐을 뿐이다. 거의 없다고 해도 무방한 함량이다.

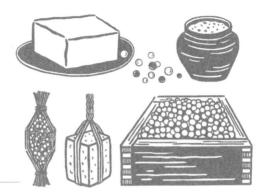

이소플라본을 섭취하겠다고
이 콩 저 콩 모두 열심히 먹었던 사람에게는
"숙맥이 상팔자"라는 속담이 어울릴지도 모르겠다.

　　이상한 점은, 미국 농무부 자료에서 검은콩에는 이소플라
본이 100그램당 0.01밀리그램밖에 없다고 했는데 국내 연구
결과에는 여러 종의 검은콩(흑태, 서리태 등)에 30.9~114.5밀리
그램, 쥐눈이콩에 18.08~610.94밀리그램 정도가 함유된 것으
로 나타났다는 것이다. 알고 보니, 미국 자료에서 조사한 검은
콩(Phaseolus vulgaris)은 라틴아메리카가 원산지로, 우리나라의
검은콩과는 다른 종이었다. 네이비빈, 강낭콩, 핀토콩 등이 모
두 이 종에 속한다. 반면 국내의 검은콩은 대두의 한 종류로,
흑태와 서리태는 대두(Glycine max Merr.)와 학명이 같다. 쥐눈이

콩(Rhynchosia nulubilis)은 학명은 다르지만, 이들 모두 검은콩인 '흑대두'의 한 종류로 여겨진다. 한마디로, 국내산 검은콩은 된장이나 간장을 만들 수 있는 콩이다.

그러니, 이소플라본을 섭취할 의도로 콩을 선택한다면 대두나 국내산 검은콩이 아니면 의미가 없다. 이소플라본의 하루 권장 섭취량은 40~50밀리그램이다. 이 정도의 이소플라본을 섭취하려면 삶은 대두 25그램이나 일반 두부 100그램 정도를 먹으면 된다. 가장 효과적인 방법은 콩가루겠지만 다양한 대두(콩) 음식은 모두 도움이 된다.

콩은 한자로 두(豆)라고도 하고 태(太)라고도 한다. 귀중하면서도 식량으로서 가치가 크다는 의미다. 또 숙(菽) 자도 콩을 의미한다. "이런 숙맥 같은 놈 같으니라고" 할 때 숙맥(菽麥)이 바로 콩과 보리로, 콩과 보리를 놓고도 구별 못 하는 어리석은 사람을 빗대는 말이다. 불변숙맥(不辨菽麥)의 준말이다.

이소플라본을 섭취하겠다고 이 콩 저 콩 모두 열심히 먹었던 사람에게는 "숙맥이 상팔자"라는 속담이 어울릴지도 모르겠다. 콩인지 보리인지 구별하지 못하는 것이 속 편하고 팔자가 좋다는 의미다. 하지만 숙맥을 구별하지 못한 몸은 그리 편하지 않을 것이다. 숙맥불편(菽麥不便)은 되지 말아야겠다.

동물의 젖을
과하게 먹고 있지 않나요?

산양유에 들어 있는 유당으로 인해 미디어가 시끄러웠던 적이 있다. 산양유에 우유(소젖)의 유당이 포함된 것을 두고 말이 많았던 것이다. 비싼 가격에도 불구하고 소비자가 산양유를 찾는 이유는 우유에 들어 있을지도 모르는 항생제나 호르몬 등에 대한 두려움 때문이다. 또한 일부에서 소화불량을 일으키는 유당 때문이다.

과거부터 인간이 가장 많이 먹었으면서도 칭송과 비난을 동시에 받는 것이 '소젖'이다. 일부는 소젖에 들어 있는 유당을 소화하지 못해 복통과 설사 등이 나타난다. 이것을 유당불내증이라고 한다. 유당불내증이 알레르기의 일종은 아니다. 우유가 알레르기를 일으키는 경우가 있는데, 이것은 유당 때문이 아니라 우유단백질 때문이다. 유당불내증이나 우유 알레르기가 나타나는 까닭은 우유가 인간이 아니라 소의 새끼인 송아지를 위한 것이기 때문이다. 유당은 '락토오스(Lactose)'라고 한다. 락타아제(Lactase)가 부족한 사람은 락토오스를 소화시키지 못한다. 하기야 인간은 원래 인간의 젖을 먹어야 하므로, 소젖을 소화하지 못하는 것은 당연하다.

인간은 소젖 말고도 많은 포유류의 젖을 먹는다. 염소 젖, 양젖, 낙타 젖도 먹는다. 낙타 젖에 항암 물질이 있다고 해서 항암제로 개발 중이고, 두바이에서는 커피에 우유 대신 낙타 젖을 넣은 카멜치노가 인기라고 한다. 재미있는 것은, 인간이 젖의 개수가 두 개나 네 개인 포유류의 젖만을 먹는다는 사실이다. 그런 포유류는 대개 잡식이 아니라 초식동물이다. 개나 돼지는 포유류지만 젖의 개수가 많고 잡식이다. 젖의 개수가 많다는 것은 그만큼 많은 새끼를 낳기 때문인데, 많은 새끼를 키우므로 젖이 부족할 수밖에 없을 것이다. 인간이 탐내는 것은 순해서 착유하기가 수월하고 맛 좋은 젖을 많이 만들어내는 포유류의 젖이다. 대표적인 것이 소다.

우리나라에서 우유를 마시는 것이 일반화된 시기는 삼국

시대부터라고 한다. 고려 때에는 우유소(牛乳所)를 두고 관리했다는 기록도 있다. 당시에는 우유가 비싸서 아무나 마시는 음식이 아니라 임금이나 부잣집 양반들만 먹을 수 있는 고가의 음식이었다.

《동의보감》에서는 포유류의 젖을 약의 일종으로 다루었다. 모유 이외에 소젖[牛乳], 양젖[羊乳], 말 젖[馬乳], 나귀 젖[驢乳], 돼지 젖[猪乳], 개 젖[狗乳] 등이 기록돼 있다. 이들의 성질과 효능은 약간씩 차이가 있지만, 대체로 몸을 보하고 피부를 윤택하게 하면서 살찌게 한다고 했다. 동물의 젖은 보양식 자체였다. 그리고 젖 중에서도 "모유를 제외하고는 우유(소젖)가 제일 좋고, 다음으로 양유(양젖)가 좋고 그다음으로 마유(말 젖)가 좋다."라고 했다.

인간이 모유 외에 다른 동물의 젖을 먹은 까닭은 생존과 직결된 문제였기 때문일 것이다. 그리고 영양학적으로도 젖은 완벽한 먹이이기 때문에 칭찬받아 마땅하다. 그러나 여드름을 일으키는 원인이 우유에 있고, 유방암의 발병률을 높인다는 연구 결과가 있다. 어린 아이들이 성장을 위해서 우유를 많이 먹는데, 우유 속에 들어 있는 성장 호르몬에 의해 성조숙증에 걸린 아이가 많아졌다는 것도 주지의 사실이다.

요즘 우리의 식탁에 올라온 우유가 허준이 "모유 다음으로 제일 좋다."라고 말한 그 우유가 아닌 것 같아 걱정이다. 우리가 마시는 우유는 방목되어 자란 소가 자연스럽게 임신과 출산 과정에서 얻는 우유가 아니라, 지속적인 대량 생산을 위해 억지로 짜낸 것이다. 그래서 우유 속에 성장 호르몬이 들어 있을 수밖에 없다. 우유는 인간에게는 줄여도 되는 과잉 영양소일 뿐이다. 갓난아기에게는 모유 한 번이 우유(분유) 백 번보다 낫다.

달걀 색깔에 따라
맛과 영양분이 다를까

'청계'라는 닭고기를 맛볼 기회가 있었다. 청계라는 이름은 깃털이 푸르스름해서이기도 하지만 파란 달걀을 낳는다고 해서 붙은 것으로, 보통 청란계라고 한다. 달걀이 흰색이나 갈색만 있는 줄 알았는데 파란 달걀도 있었다. 과거에는 흰색 달걀도 많았는데 지금은 시중에 갈색 달걀만 눈에 띈다. 과연 달걀은 색깔에 따라 맛과 영양소에 차이가 있을까?

달걀의 가장 흔한 색은 흰색과 갈색이다. 일반적으로 흰 닭은 하얀 달걀을 낳고, 붉은색 닭은 갈색 달걀을 낳는 것으로 알려졌다. 하지만 깃털보다는 귓불의 색이 더 관련이 크다고 한다. 닭을 자세히 보면 귓불이 있는데, 흰색 귓불의 닭은 흰색 달걀, 붉은색 귓불의 닭은 갈색 달걀을 낳는다. 귓불로 판단할 때 정확도는 약 75퍼센트라고 한다. 하지만 달걀의 색을 결정하는 것은 유전이다. 최근 국내 연구진은 파란 달걀이 파란색 전이유전자(SLCO1B3)에 의한 것임을 밝혀냈다. 몇 년 전 해외 토픽에 팔레스타인 가자 지구의 보라색 달걀을 낳는 닭이 소개됐는데, 이 또한 유전적인 돌연변이에 의해서일 것이다.

갈색 달걀이 더 좋다, 흰색 달걀이 더 맛있다, 의견이 분분하다. 하지만 달걀 색은 품질과 전혀 관련이 없다. 맛과 영양 측면에서도 거의 비슷하다. 맛은 색이 아니라 먹이에 의해 결정된다. 달걀노른자의 색도 먹이의 영향을 받는다. 껍데기를 벗긴 상태에서는 어떤 색의 달걀인지 구분할 수 없다. 껍데기의 두께도 흰색과 갈색 달걀이 서로 비슷하다. 만일 어느 달걀 껍데기가 보다 단단한 느낌이라면, 이는 닭의 나이와 관련 있다. 영계는 좀 더 단단한 껍데기의 달걀을, 노계는 얇은 껍데기의 알을 낳는다.

차이점도 몇 가지 있다. 바로 비린내다. 달걀의 비린내는 노른자의 황 성분 때문이다. 신선할수록 비린내가 적지만, 갈색 달걀이 흰색에 비해 비린내가 심하다. 사료 중 곡물(콜린 성분) 등이 소화되는 과정에서 생선비린내를 풍기는 트리메틸아민이라는 성분이 만들어지는데, 다른 품종은 소장에서 분해되지만 갈색 달걀을 낳는 품종에서는 분해되지 않고 달걀에까지 축적되기 때문이다. 어분 사료를 많이 먹여도 비린내가 심해진다.

외국에서는 흰색보다 갈색 달걀이 약간 비싸게 팔린다. 하지만 이는 갈색 달걀이 더 좋아서가 아니라 그것을 낳는 닭(붉은 귓불)이 흰색 달걀을 낳은 품종(흰색 귓불)보다 덩치가 커 사료를 약 10퍼센트 많이 먹기 때문이란다. 따라서 그 비용이 달걀 값에 전가된 것이다. 국내에서는 1970년대 들어 갈색 달걀이 유통되기 시작했고, 이제는 흰색 달걀을 찾아보기 어렵게 됐다. 갈색 달걀이 더 강하고 건강하게 보여 선호한다는 의견도 있고, 반대로 흰색 달걀은 이물질이 묻거나 실금이 생기면 쉽게 눈에 띄기 때문에 회피한다는 의견도 있다. 맛이나 영양 측면에서 보면 흰색 달걀이 굳이 사라질 이유가 없다.

달걀 품질은 자연 방목이냐 축사 사육이냐에 따라 달라진다. 유기농 여부도 영향을 미칠 것이다. 또 품종에 따라 어느 정도 차이가 있을 수 있다. 《동의보감》에서도 황계나 오계가 낳은 달걀은 약성이 좋다고 했다. 하지만 중요한 것은 닭의 종류나 색깔이 아니라 먹이에 따른 영향이다. 자칭 최고의 달걀 전문가라는 어느 분의 말대로 '달걀은 단지 달걀'일 뿐이다.

맛있는 쇠고기일수록
건강에 해롭다

소는 전통적으로 밖에서는 풀을 뜯어 먹게 하고 집 안에서
는 볏짚을 삶아 여물을 주면서 키웠다. 풀과 볏짚은 대부분 식
이섬유로 이뤄져 있다. 소는 이것만 먹는 것 같은데도 살이 찐
다. 그래서 다이어트에 실패한 사람들은 풀만 먹어도 살찌는
소를 들먹인다.

소는 초식동물이면서 4개의 위로 되새김질하는 반추(反芻)
동물이다. 반추의 의미는 '먹이[芻: 꼴, 건초]를 다시 되돌린다.'는
것이다. 소가 되새김질하는 이유는 두 가지다. 풀만 먹어서는
영양소가 부족하기 때문에 내재된 영양소를 모두 얻으려는 노
력이면서, 초식동물의 특성상 육식동물의 공격을 피해 일단 먹

이를 삼켜놓고 안전할 때 다시 씹기 위해서다.

소의 첫 번째 위는 수많은 미생물로 가득 차 있다. 이들 미생물은 식물의 셀룰로오스(섬유소)까지 분해해 소화시킨다. 유산균의 먹이인 올리고당은 식이섬유를 효소 분해해 만든 것이다. 인간은 올리고당을 소화·흡수할 수 없지만 소는 가능하다. 소의 위장관에 있는 미생물들은 식이섬유를 소화시켜 당을 만들어내기도 하고 각종 비타민이나 지방산을 합성하기도 한다. 먹이와 함께 되새김질되는 미생물들 자체가 단백질 공급원이 된다. 소의 첫 번째 위에서 소화를 돕던 미생물들은 강산성을 띠는 네 번째 위에서 소화된다. 풀만 먹는 것 같지만 실제로 섭취하는 영양소는 다양한 것이다.

쇠고기는 인간이 즐겨 먹는 고기 중 하나다. 그런데 우리가 먹는 쇠고기에는 다양한 무늬의 지방이 있다. 이 모양이 마치 대리석 무늬처럼 생겨 '마블링'이라고 한다. 정확한 이름은 근내지방이다. 쇠고기의 마블링은 고기의 부드러운 식감과 풍미를 결정짓는 중요한 요소 중 하나다. 기본적으로 우리의 혀에는 단맛, 짠맛, 신맛, 쓴맛을 느끼는 미뢰(味蕾)가 있다. 그런데 이 감각은 후각, 온도, 촉각 등에 따라 달라질 수 있다. 보통 매운맛으로 알고 있는 것은 통각의 일부다. 이 밖에도 인간이 육

넓은 초원을 뛰어다니며 풀을 먹고 자란 소는
마블링이 잘 만들어지지 않는다.
마블링이 있는 소는 운동을 시키지 않고
좁은 우리에 가둬 키운 것이다.

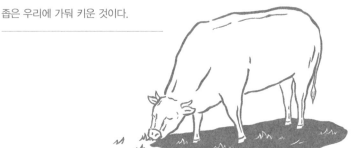

식을 하면서 갖게 된 능력 중 하나는 지방의 맛을 느낄 수 있다
는 것이다.

마블링은 근육의 섬유질이 늘어날 때 수분과 단백질이 지
방으로 변한 것이다. 움직임이 덜한 소나 노화된 소에 마블링
이 많이 생긴다. 등 쪽에 붙어 있어 움직임이 없는 등심은 상대
적으로 지방이 많고, 움직임이 많은 뒷다리의 넓적다리에 붙어
있는 설도는 지방이 거의 없다. 따라서 설도 부위는 구이보다
육회용으로 많이 활용된다.

시중에서는 마블링이 잘 돼 있는 쇠고기가 비싸게 거래된
다. 식당에서도 마찬가지다. 넓은 초원을 뛰어다니며 풀을 먹

고 자란 소는 마블링이 잘 만들어지지 않는다. 마블링이 있는 소는 운동을 시키지 않고 좁은 우리에 가둬 키운 것이다. 심지어 어린 소도 축사에 가둬놓거나 곡물 위주의 사료, 인간이 먹다 남긴 식빵 등을 주면서 키운다. 맛 때문에 건강하지 않은 고기를 만들고 있다.

풀 대신 옥수수를 사료로 먹이면 소에서 얻어지는 고기와 우유, 버터 등의 성질이 달라지고 이들 부산물에는 오메가6의 비율이 높아져 몸에 염증을 일으킬 가능성도 높아진다. 무엇을 먹이느냐에 따라 고기의 성질이 달라지는 것이다. 만약 인간도 사육당하는 소처럼 전혀 운동하지 않고 인스턴트 식품만 먹는다면 같은 처지가 될 것이다.

현대인의 과도한 육식이 문제가 되고 있다. 게다가 과잉 섭취하는 고기조차 건강하지 못하면 말할 것도 없다. 꽃 모양의 마블링에 환호성을 지른다면 우리 살집에도 점차 마블링이 생길 것이다. 음식을 입맛으로만 먹는 시대는 지난 것 같다.

황사 물리치는
돼지고기 효과

황사 때문에 봄마다 온 나라가 몸살을 앓는다. 중국 내몽골과 고비사막의 사막화가 가속화되면서, 해가 갈수록 많은 양의 황사가 날아와 우리나라에 막대한 피해를 주고 있는 것이다. 황사는 자동차산업과 축산업에도 영향을 미치며, 심지어 복사열을 흡수해 지구 온도에도 영향을 주고 있다.

황사 속에는 많은 물질이 포함돼 있다. 구리, 알루미늄, 카드뮴, 납과 같은 중금속도 있고 공기만큼 가벼워 수천 킬로미터를 날아오는 미세먼지도 많다. 미세먼지는 지름이 10마이크로미터(μm) 이하로 인간의 눈에 보이지 않을 정도로 작다. 문제는, 이 먼지들이 숨을 쉴 때 허파꽈리까지 깊숙이 들어와 빠져나가지 못하고 머물러 있게 된다는 것이다.

기관지에 영향을 끼치는 봄철 황사와 같은 상황에 늘 노출되던 이들이 있다. 바로 탄광에서 석탄을 캐던 광부들이다. 광부들은 석탄을 캘 때 생기는 미세먼지에 의해 진폐증(광부폐증)에 걸리기 쉽다. 그래서 그들은 돼지고기를 많이 먹었다. 돼지고기가 폐 속 먼지를 제거하고 몸을 해독하는 효과가 있다고 믿었기 때문이다. 과연 실제 그럴까?

아니나 다를까, 《동의보감》에 "돼지고기는 수은 중독과 광물성 약물에 의한 중독을 치료한다." 그리고 "돼지고기 허파는 폐를 보한다."라고 기록돼 있다. 이런 기록 때문에 탄광에서 일하는 분들이 돼지고기를 자주 먹었는지는 알 수 없다. 중요한 것은 돼지고기가 중금속을 해독하고 미세먼지를 제거하는 효과가 있다는 사실을 경험적으로 알았다는 점이다. 한의서 문헌을 찾아보면, 돼지고기는 여러 가지 해독 효과를 갖고 있는 것으로 명시돼 있다. 특히 돼지기름이 많이 사용됐는데, 유황독, 비상독을 해독하고 반묘(斑猫)나 원청(芫靑)(둘 다 가룃과의 독이 있는 곤충)의 독도 푼다고 했다. 다른 육류도 많았는데 유독 돼지고기에 해독 효과가 있다는 사실이 정확하게 적혀 있는 것을 보면, 경험적인 사실이 반복적으로 축적됐던 것 같다.

대부분의 언론은 돼지고기가 미세먼지 제거에 도움도 안 될뿐더러 오히려 해를 입힌다고 말한다. 돼지고기를 먹어봐야 식도로 들어가기 때문에 미세먼지가 끼여 있는 기도의 먼지 제거에 도움이 안 된다는 것이다. 하지만 이는 일부 잘못된 상식을 일반화의 오류로 지적하는 꼴이다. 물론 돼지고기를 먹으면 식도로 들어가기 때문에 폐기관지의 먼지를 씻어내는 효과가 있을 리는 만무하다. 그렇다고 해서 돼지고기가 폐기관지의 미세먼지 제거에 효과가 없다고 말할 수는 없다. 돼지고기는 폐를 건강하게 하는 효능이 있기 때문이다. 폐는 건조함을 싫어하고 습기를 좋아하는 장기다.《중약대사전》에는 "돼지고기는 음의 기운을 길러주고 건조한 것을 촉촉하게 해준다."라고 나와 있다. 특히《본초도경》은 "돼지지방은 폐를 촉촉하게 한다."라고 기록했다.

이와 관련된 연구도 있다. 납에 중독된 쥐에게 돼지고기가 첨가된 사료를 줬더니 실험군에서 해독 효과가 뛰어났고(한국동물자원과학회지, 2007), 카드뮴에 중독된 쥐를 대상으로 한 실험에서 돼지고기가 카드뮴을 해독하는 유의성 있는 효과가 있었다(한국축산식품학회지, 1999, 2005)는 연구 결과가 나온 것이다.

우리 몸에서 해독은 간, 콩팥(소변), 피부(땀), 대장(대변) 등에서 이루어진다. 이런 해독 과정을 거치는 동안 돼지고기가 체내에 쌓여 있는 중금속 배출에 뛰어난 효능을 보이는 것이다. 또 호흡기로 침입한 먼지나 이물질은 폐기관지의 자정 작용으로 가래 등과 함께 제거된다. 또한 돼지고기는 피부와 점막을 윤택하고 촉촉하게 해주는 성질이 있어 폐기관지 섬모 운동을 강화시키고 이물질을 제거하는 효과도 증강시키는 것으로 여겨진다.

미세먼지를 제거하기 위해 꼭 돼지고기를 먹어야 한다고 강조하는 것이 아니다. 하지만 대부분의 언론이 돼지고기가 미세먼지 제거에 전혀 도움이 안 되는 것처럼 말하는 것도 근거가 없어 보인다. 황사나 미세먼지가 심한 날, 돼지고기 소비량이 증가하는 것을 단지 미신으로만 치부할 일은 아니다.

혀 속이는 합성 감미료,
당뇨병 유발할 수도

　많은 사람이 설탕 섭취가 건강을 해친다고 알고 있다. 물론 설탕은 에너지를 내는 당원으로 우리 몸에 꼭 필요하지만, 과량 섭취는 대사증후군을 유발할 수 있다. 그래서인지, 시중에는 설탕을 대체하는 합성 감미료가 많이 나와 있다. 그런데 합성 감미료가 당뇨병을 유발한다는 우려가 있다.

　합성 감미료의 종류는 자일리톨, 아스파탐, 사카린(사카린나트륨), 수크랄로스, D-소르비톨, 아세설팜칼륨, 네오팜, 스테비오사이드, 폴리덱스트로오스, 폴리올스(당알코올) 등이 있다. 이 중 폴리올스는 자연적으로 존재하지만 인공적으로 합성해 만든 화합물을 총칭한다. 껌에 들어가는 자일리톨은 자작나무의 천연 자일로스를 모방해서 만든 화학적 합성 감미료로, 폴리올스의 일종이다.

합성 감미료들은 식품첨가물로, 1일 섭취 허용량이 정해져 있고 그 범위에서는 특별히 걱정할 것이 없다. 합성 감미료는 설탕보다 200~600배 달게 느껴지지만 생체 대사에 영향을 미치지 않아 흡수되지 않고 배출된다. 따라서 혈당을 높이지 않는다. 당뇨병 환자에게는 합성 감미료가 희소식인 셈이다. 설탕의 200분의 1만 사용해도 그만큼의 단맛이 나므로, 소량만 사용할 수 있어 칼로리 문제도 거의 없다.

그런데 합성 감미료는 오히려 건강한 사람의 혈당 조절에 문제를 일으킨다. 합성 감미료를 먹으면 인슐린 분비가 20퍼센트 정도 증가한다. 혀에서 단맛을 느끼면, 우리 뇌는 당분이 들어올 것을 예측해 췌장에서 인슐린을 분비하기 때문이다. 합성 감미료가 인슐린 분비를 촉진하면 혈당을 효율적으로 소모한다는 측면에서 어찌 보면 긍정적이다. 하지만 혈액에 혈당이 부족한 상태라면 오히려 저혈당에 빠지게 되고 이를 해결하기 위해 탄수화물(당분)을 찾게 된다. 충분히 식사했는데도 허기질 수 있다는 것이다. 결국 비만이 된다. 이것이 반복되면 결국 단 것을 먹지 않으면 우울해지고 불안해지는 슈거블루스(설탕우울증)에 빠진다.

합성 감미료는 그것만 따로 먹는 것이 아니라 대부분 식품에 포함돼 있다. 과자나 빵, 떡 같은 탄수화물 식품에 많이 들어간다. 이런 식품을 섭취할 때 과도하게 분비되는 인슐린은 소비할 혈당을 충족하기 위해 탄수화물의 흡수를 급격히 촉진해 혈당을 상승시킬 우려가 있다. 이것이 반복되면 인슐린 분비량은 더욱 증가한다.

합성 감미료는 단기적으로는 효율성 높은 식품첨가물이다. 하지만 장기적인 측면에서는 건강에 미치는 영향을 고려해야 한다. 합성 감미료는 몸의 입장에서는 마치 늑대소년이어서, 나중에는 실제로 당분이 들어와도 인슐린이 분비되지 않는 문제를 일으킬 수 있다. 인슐린저항성으로 인해 제2형 당뇨병을 유발할 수도 있다.

걱정스러운 점은 어린이가 먹는 과자나 음료에 합성 감미료가 많이 들어간다는 것이다. 어린이들이 먹는 음료에는 거의 100퍼센트 합성 감미료가 첨가돼 있다. 어린이들이 지속적으로 단맛을 찾는 이유는 바로 이 때문이다. 장기간 섭취할 경우 성인이 돼 당뇨병 같은 새로운 대사증후군이 유발될 가능성을 배제할 수 없다.

단맛이 강한데도 열량이 없는 합성 감미료는 우리 몸을 속인다. 음식을 먹어도 배가 고픈 '거짓 공복감'을 유발한다. 따라서 단맛을 위해 합성 감미료를 사용하는 것은 건강에 도움이 되지 않는다. 건강을 위해서는 적절한 원당(설탕), 천연당(과일당), 복합당(곡류, 감자, 고구마 등)이 필요하다. 혀가 단맛을 느끼는 이유는 에너지원을 얻고자 함이라는 것을 알아야 한다. 합성 감미료는 깡통 에너지원일 뿐이다.

식후 커피,
소화제인가 독인가

언젠가부터 점심식사를 하고 나면 거의 모든 사람이 한손에 커피를 들고 다니는 풍경이 펼쳐진다. 과거 식사 후 숭늉을 마시듯이, 요즘 식후 커피 한잔은 식사의 연장으로 받아들여지는 듯하다. 커피가 없으면 소화가 안 된다며 소화제처럼 마시는 사람도 있다.

많은 사람이 식사 후 바로 마신 커피가 철분 흡수를 방해한다는 것을 알고 있다. 그러면서도 커피를 마신다. 참 아이러니한 일이다. 아마도 철분 흡수가 방해되면서 생기는 증상을 체감할 수 없기 때문일 것이다. 이를 두고 '가랑비에 옷 젖는다.'고 하겠다.

철분 흡수를 방해하는 성분은 바로 '타닌(Tannin)'이다. 타닌은 흔히 떫은맛을 내는 성분으로 알려져 있다. 커피나 녹차에 들어 있는 타닌 성분은 칼슘·철분과 함께 착화합물을 만들어 흡수를 방해하고 단백질을 침전시켜 소화를 어렵게 만들고 복통을 유발할 수도 있다. 녹차에 들어 있는 타닌은 카테킨류이고, 커피에 함유된 클로로겐산도 타닌의 일종이다. 고기를 먹을 때 함께 마시고는 하는 레드와인에도 폴리페놀이라는 타닌 성분이 있다.

고기를 먹을 때는 레드와인이 최고의 궁합인 것으로 알려져 있다. 와인이 고기를 부드럽게 해서 소화가 잘 되기 때문이라고 하지만, 실제로는 단백질과 지방 흡수를 방해하는 부작용이 있다. '프렌치 패러독스'라는 말이 있다. 미국보다 프랑스의 육류 섭취량이 더 많은데도 프랑스 사람들의 심혈관 질환이 적은 이유가 레드와인을 많이 마시기 때문이라는 것이다. 그러나 프렌치 패러독스의 주인공은 타닌이 아니라 안토시아닌이라는 항산화 물질이다.

일반적으로 식사를 통해 흡수되는 철분은 100 중 10 정도밖에 안 된다. 따라서 흡수를 방해하는 요소가 있으면 영양소로서 의미가 거의 사라진다. 그래서 아침식사 전 공복에 철분

제제를 먹는 것이 가장 흡수가 잘 된다고 하는 것이다. 특히 철분은 비타민C와 함께 섭취하면 흡수율이 좋기 때문에 오렌지 주스와 먹으면 좋다.

커피 속 타닌을 우유가 중화시켜준다는 말이 있어 커피에 우유가 첨가된 카페오레나 카페라테를 마시는 사람도 있다. 하지만 우유가 타닌을 중화시켜준다 할지라도 우유 속 칼슘이 철분과 경쟁적으로 흡수되려고 하기 때문에 철분의 흡수를 방해할 수 있다. 따라서 우유를 섞은 커피는 맛을 좋게 하고 치아 변색을 줄일 수 있을지언정 건강에는 그다지 도움이 안 된다.

그렇다면 타닌을 중화시키는 방법은 없을까? 어릴 때 땡감을 된장 속에 묻어놓으면 떫은맛이 사라져 맛있게 먹었던 기억이 있다. 바로 된장 속의 소금기가 타닌을 중화시켰기 때문이다. 마찬가지로 커피에 미량의 소금을 넣어 중화시킬 수 있다. 타닌은 타닌산이기 때문에 알칼리성인 소금이 중화시키는 것이다. 천일염을 사용하면 좋고, 소금 자체가 걱정이 된다면 약간의 죽염을 이용해도 좋다.

커피에 소금을 넣으라는 말이 억지스럽게 들릴 수도 있겠지만, 놀랍게도 '소금커피'가 존재한다. 커피에 소금을 첨가하면 짠맛이 단맛보다 먼저 느껴지기 때문에 단맛을 더욱 강하게 느끼게 된다. 향도 깊어지고 맛이 더 깔끔해지는 효과도 있다. 필자의 아이디어인 줄 알았는데, 이미 17세기부터 유럽에서는 소금으로 간을 해서 커피를 마셨다는 기록이 있다.

이제 식사 후 커피 한잔은 여유 있는 행복감을 느끼는 문화가 됐다. 다만, 조금 더 건강을 생각한다면 식사 후 최소 30분 정도 지나 마시는 것이 좋겠다. 빈속에 마시면 위장장애를 일으킬 수 있으니 적당히 조절할 필요가 있다. 정히 식후에 바로 먹어야겠다면 소금커피 한잔에 도전해볼 만하다.

숙취 해소 음료,
술 마신 후에는 효과 거의 없어

모 업체에서 성인 음주 행태에 관한 설문조사를 한 결과, '평소 술 마신 다음 날 숙취를 겪는가?'라는 질문에 80퍼센트가 숙취가 있다고 답했다. 한번 마시면 주량을 넘어선다는 것이다. 게다가 술자리가 잦은 연말연시에는 홍역처럼 숙취를 겪고 넘어가야 한다.

숙취(宿醉)라는 단어가 옛날부터 사용된 것은 아니다. 과거에는 주독(酒毒: 술의 독성)이나 주상(酒傷: 술을 과음해 나타난 증상), 주병(酒病: 술병)이라고 했다. 정(酲: 숙취)이나 명정(酩酊: 완전히 취함)이라는 단어도 사용됐다. 숙취에는 여러 가지 증상이 있지만, 주로 소화기 증상이 많다. 주상에 처방된 대금음자(對金飮

술 마실 때 물을 자주 마시면
술도 덜 취하고 아세트알데히드
배출 효과도 좋아진다.
술 종류와 상관없이
최소한 1:1 비율로 마시고
독한 술이면 물 섭취량을 늘린다.

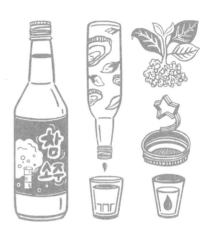

子)는 소화제로 사용되는 평위산(平胃散)을 약간 변경한 것이다. 이미 나타난 숙취를 없애는 데 목적이 있다. 따라서 숙취가 생긴 이후에 복용하는 처방이다.

반면, 숙취가 일어나지 않게 하는 처방도 있다. 갈근(칡), 갈화(칡꽃), 소두화(팥꽃) 등을 주로 사용했다. 처방으로 갈화해정탕(葛花解酲湯)이 있는데, 숙취 해소에도 도움이 되지만 알코올 분해를 촉진하고 간 기능을 활성화해 알코올성 간 질환을 치료하는 효과도 있다. 술을 마시다가 취했을 때 한 알을 먹으면 술이 깬다는 만배불취단(萬盃不醉丹), 한 알을 먹으면 술 열 잔을 마셔도 취하지 않는다는 신선불취단(神仙不醉丹)도 있다. 효과의 진위 여부를 떠나서 모두 숙취를 미연에 방지하는 처방으로, 술을 마시기 전이나 술과 함께 복용하는 약이다.

시중에서 판매되는 많은 숙취 해소 음료는 헛개나무, 밀크시슬, 아스파라긴산 등이 주재료이고, 최근에는 울금도 재료로 사용되고 있다. 모두 간 기능을 개선한다는 재료다. 이런 재료들은 알코올 대사 과정에서 생기는 아세트알데히드를 신속하게 분해하려고 사용한다. 따라서 제대로 효과를 보기 위해서는 반드시 술을 마시기 전에 미리 섭취해야 한다.

'헛개나무 아래에서 술을 담그면 술이 물처럼 된다.'는 전설(?)을 가진 헛개나무는 어느 정도 간 기능 개선 효과가 있다. 하지만 헛개나무에는 피롤리지딘이나 아리스톨로크산 등 독성 물질이 있어, 많이 섭취하면 독성 간염이나 신장 질환을 유발하니 주의해야 한다. 특히 간 질환이 있는 경우 무작정 섭취하면 안 된다. 참고로 열매에는 독성이 없다.

해장국이라는 이름이 장을 풀어준다는 의미라고 알고 있지만, 해장국의 원래 이름은 '술 깨는 국'이라는 뜻의 해정탕(解醒湯)이다. 또 '술국'도 해장의 의미가 있는 주탕(酒湯)의 우리말이다. 해장국이나 술국은 사골이나 우거지 등을 넣어 끓인 것으로, 장을 편하게 해 속이 불편한 숙취 증상이 있을 때 먹으면 도움이 된다.

만일 아스파라긴산이 많은 콩나물국이나 메티오닌이 많은 북엇국을 먹겠다면 숙취가 생기기 전에 먹는 것이 훨씬 효과적이다. 숙취 해소 음료도 마찬가지다. 최소한의 도움이 되는 숙취 해소 음료는 숙취 '예방' 음료로 부르는 것이 맞다. 따라서 당연히 술을 마시기 전에 먹는 것이 효과적이다. 이미 숙취 증상이 나타난 후의 숙취 예방 음료는 사후약방문(死後藥方文)이다. 그냥 꿀물 한잔 마시는 편이 낫다.

사실 가장 효과적인 숙취 해소 음료는 바로 물이다. 시중에는 이름만 숙취 해소 음료이고, 효과는 물보다 못한 것도 많다. 술 마실 때 물을 자주 마시면 술도 덜 취하고 아세트알데히드 배출 효과도 좋아진다. 술 종류와 상관없이 최소한 1:1 비율로 마시고 독한 술이면 물 섭취량을 늘린다. 물을 많이 마시면 알코올이 한꺼번에 흡수되지 않아 간 부담도 줄어든다.

물은 술을 이기는 건강한 숙취 예방 음료다.

최고의 건강 비결,
물

많은 사람이 건강을 위해 좋은 음식을 찾고 영양제를 복용하지만, 가장 쉬운 일을 간과하고 있다. 물을 마시는 것이다.

물은 기본적으로 우리 몸에서 생화학 반응을 일으키는 촉매 역할을 하고, 대사 후 노폐물과 함께 밖으로 빠져나간다. 노폐물에는 바이러스나 세균도 포함된다. 이것들은 눈물, 콧물, 가래, 상처의 진물 등 수분(체액)에 흡착돼 없어진다. 우리가 마신 물은 대장에서 흡수된 후 혈관을 타고 온몸에 퍼져 모든 조직과 세포에 수분을 공급한다. 동시에 폐기관지의 말단인 허파 꽈리에 모인 수많은 모세혈관을 통해 폐기관지 습도를 유지한다. 몸의 습도가 적절하면 가래가 잘 빠져나오면서 염증을 조절하고 기침을 억제한다. 기도 내의 적절한 습도는 바이러스 증식 억제 역할도 한다. 동일한 바이러스 접촉 상태라고 해도, 낮은 온도와 건조함은 감염률을 더 높인다. 2015년 한국을 패닉 상태에 빠뜨린 메르스 바이러스도 온도와 습도가 높아지면 생존 능력이 떨어진다는 연구 결과가 많이 나와 있다. 그래서 안타까운 심정으로 장마를 기다리기도 했다.

한의학에서도 폐의 양생법으로 "몸을 차게 하거나 찬 음식을 먹으면 폐를 상한다[形寒飮冷 則傷肺]." 혹은 "폐병에는 차가운 음식과 춥게 입는 것을 금해야 한다[肺病 禁寒飮食 寒衣]."라고 강조하고 있다. 따라서 여름이라 해도 냉장고의 찬물이나 얼음 음료를 많이 마시고 에어컨만 찾는 것은 삼가야 한다.

자신이 마셔야 하는 물의 양을 계산하는 방법이 있다. 키(cm)와 몸무게(kg)를 더해 100으로 나눈 값이 하루 섭취량이다. 키 170센티미터에 몸무게 70킬로그램인 사람은 2.4리터를 마셔야 한다. 또 다른 계산법은 체중(kg)에 30을 곱하는 것이다. 70킬로그램이라면 최소 2.1리터를 마셔야 한다. 호흡기 건강을 위해서라면 물을 이보다 약간 많이 마시는 것이 좋다.

하지만 물이라고 해서 모두 같은 물은 아니다. 정수기에서 뽑아 바로 마시는 물은 죽은 물이다. 대부분의 정수기가 역삼투압 방식을 사용하고 있어 불순물뿐 아니라 몸에 이로운 미네랄 성분까지 걸러내기 때문이다. 역삼투압 방식을 통한 정수는 완벽한 중성의 H_2O로, 실험실에서나 사용하는 정제수다. 반면 필터 방식(중공사막 방식)은 물을 온전하게 살아 있게 한다. 그 안의 다양한 미네랄 성분은 물에 생명을 불어넣어준다. 게다가 물속의 미네랄은 물맛을 결정하는 중요한 요소다.

대표적인 식수로, 생수라고 불리는 '먹는 샘물'에도 미네랄이 남아 있다. 먹는 샘물이란 암반지하수 등을 마실 수 있도록 제조한 것이다. 시판용 생수가 생각보다 유통 기한이 길어 보존제가 들어간 것으로 오해하는 사람이 많은데, '먹는 물 관리법'을 준수한다면 첨가물을 전혀 넣지 않고 고온멸균 처리만 해도 그 정도 기간의 유통이 가능하다. 하지만 생수를 뽑아내는 인근 지역의 공장이나 목장의 폐수로 인한 오염 여부가 문제가 될 수 있다.

물은 안 마시면서 건강 기능 식품만 찾는다면 뿌리 없는 나무를 키우겠다는 것과 같다. 바이러스나 세균 등 감염병이 창궐할수록 물을 더 챙기자. 노자는 "물은 상선(上善)"이라고 했다. 물이 가장 선한 까닭은 기본이자 최고의 음식이기 때문이다.

살찔까 봐
금연을 망설여?

새해가 되면 어김없이 결심하는 것들이 있다. 그중 하나가 바로 금연이다. 금연을 위해서는 금단 증상을 이겨내야 한다. 금단 증상을 무사히 넘기고 나면 이구동성으로 살이 찐다고 호소한다. 금연 후 식욕이 증가하기 때문이다. 문제는 이 때문에 금연을 꺼리는 사람이 있다는 것이다.

실제로 담배 속의 니코틴은 식욕을 떨어뜨리고 포만감을 쉽게 느끼게 한다. 식전에 담배를 피우면 입맛이 떨어지지만 식후에 피우는 담배는 만족감을 더 높인다. 그래서인지 흡연자들 사이에는 '식후연초 불로장생'이라는 우스갯소리가 있다.

니코틴은 우리 뇌의 시상하부에서 생성되는 식욕 촉진 화학 물질(Neuropeptide Y, NPY)의 분비를 줄이는 동시에 포만감을 느끼게 하는 호르몬인 렙틴의 합성을 촉진한다. 인슐린저항성을 증가시킴으로서 혈당의 급격한 소모를 막아준다. 이 때문에 입맛이 떨어지고 배고픔도 줄어들며 식욕이 조절된다.

식욕과 무관하게, 담배 자체가 체지방을 연소시킨다는 연구 결과도 있다. 미국 코넬대학교 유전의학과의 연구 결과에 따르면, 인체실험 결과 담배 연기는 체지방을 연소시키는 '알파아연 글리코단백질1(AZGP1)' 유전자를 활성화한다고 한다. 이는 담배 연기에 자극되는 기도 점막을 통해 확인됐다. 또 살찐 실험동물에게 니코틴을 투여한 결과, UCP-1이라는 단백질의 활성을 높이는 것으로 나타났다. 이 단백질은 '착한 지방'으로 알려진 갈색 지방 내 미토콘드리아에 있는데, 우리 몸에서 열에너지를 발생시켜 체온을 높이면서 지방을 연소시키는 데 있어 중요한 역할을 한다.

이런 연구 결과를 보면, 흡연이 체중 감량에 도움이 되는 것처럼 보인다. 하지만 다이어트를 위해 흡연하는 것은 빈대를 잡기 위해 초가삼간을 태우는 것과 같다. 득보다 실이 많다는 것이다. 아이러니하게도 흡연자 중 비만인 사람도 많다. 따라서 흡연과 체중 사이의 관계에는 다양한 변수가 존재함을 알 수 있다. 사실 담배 한 개비를 통해 흡수되는 니코틴의 반감기는 아주 짧아 식욕 억제 효과가 있다 해도 일시적일 뿐이다. 주위 흡연자들을 보면 회식 도중 흡연을 위해 들락거리면서도 음식을 잘 먹는다.

흡연은 고혈압이나 동맥경화증을 유발하고 대사증후군을 일으켜 비만을 촉발하기도 한다. 위에서 니코틴은 혈당의 소모를 막아준다고 했는데, 역으로 말하면 니코틴은 인슐린저항성을 높여 당뇨병 유발 가능성을 높인다는 말과도 같다. 무엇보다도 니코틴은 1군 발암 물질이다.

결국 무조건 금연하는 것이 좋다. 금연한다고 모두 살찌는 것도 아니다. 금단 증상을 다스릴 때는 물을 많이 마시고 향이 강한 허브차나 무가당 민트사탕을 먹는 것도 도움이 된다. 땀을 흘리는 유산소 운동도 폐 기능 회복에 필요하다. 수분이 많은 채소(오이, 셀러리, 당근, 양파 등)와 적당량의 과일(복숭아, 사과, 귤 등)을 자주 먹는다면 금연 후 비만도 예방할 수 있다.

금연에 성공하는 사람들에게는 특별한 유전자변이가 있다는 연구 결과가 있다. 그만큼 금연이 어렵다는 방증이다. 하지만 금연하지 못하는 것을 두고 조상을 탓할 수는 없다. 우리는 한쪽에서는 담배 판매를 조장하고 한쪽에서는 "흡연은 질병입

니다."라고 광고하는 이율배반적인 세상에 살고 있다. 어쩔 수
없이 자신의 몸은 스스로 지켜야 한다.

금연은 담배를 끊는 것이 아니라 참는 것이라는 말이 있
다. 날마다 '오늘만' 참고 견디면 결국 금연에 성공할 것이다.
여러분의 건투를 빈다.

4장

인체의 나노

우리 몸이
불균형인 까닭

미국 메이저리그에서 주가를 올리고 있는 야구선수 류현진은 왼손잡이 투수다. 본래는 오른손잡이였으나 어릴 적 아버지가 처음으로 사준 글러브가 오른손에 끼는 것이라 왼손으로 공을 던지게 됐다고 한다. 이처럼 후천적인 노력으로 달라지기도 하지만, 대부분은 태생적으로 주된 손잡이를 가지고 있다.

주위에는 오른손잡이가 많다. 실제 태생적인 왼손잡이는 약 10퍼센트로 알려졌다. 침팬지 같은 동물도 한쪽을 주로 사용하지만, 왼팔을 쓰는 비율과 오른팔을 쓰는 비율이 반반이라고 한다. 그런데 인간만이 대부분 오른손잡이다. 이렇게 우세손을 가지고 있는 이유는 공동생활과 도구 사용에 대한 효율성 때문이라고 한다. 사실 더 중요한 이유는 인간이 언어를 사용하기 때문이다. 인간은 좌측 뇌에 언어중추가 있기 때문에 좌측 뇌가 우세 뇌가 되어 결과적으로 오른손을 주로 사용하는 것이다. 좌측 뇌는 몸의 우측 반신을 지배한다.

팔다리와 함께, 좌우로 두 개씩 있는 기관들도 미세하지만 기능에 차이가 있다. 예를 들면 오른쪽 뇌는 음악과 예술(통합적)을 담당해 음악은 왼쪽 귀가 잘 듣고, 왼쪽 뇌는 수학과 언어(분석적)를 담당해 오른쪽 귀는 말소리에 민감하다. 오른쪽 귀로 전화를 받으면 안정감이 있고 왼쪽 귀는 어색한 것이다.

눈도 주로 사용하는 쪽이 우세안이 된다. 전 세계적으로 약 70퍼센트가 오른쪽 눈이 우세안이라고 한다. 사격을 하거나 현미경을 들여다볼 때 무의식적으로 우세안을 쓴다. 자신의 우세안을 알아보는 방법이 있다. 오른손 검지손가락 끝으로 멀리 있는 한 곳을 가리키면서 물체에 초점을 맞춘다. 그러고 난 후 양쪽 눈을 번갈아 감을 때 시야가 변하지 않는 눈이 우세안이다.

우세안은 시력이나 주된 손과는 무관하다. 눈은 손과는 달리 반대쪽 뇌의 영향만 받는 것이 아니라 보상에 의해 양쪽 뇌의 영향을 모두 받기 때문이다. 아마도 사물을 볼 때 양쪽 눈을 동시에 사용해 초점을 맞춰야 하기 때문으로 생각된다. 숨을 쉴 때도 주로 한쪽 코를 쓰는데, 주된 코는 번갈아가면서 바뀐다. 코의 구조와 상관없이 건강한 상태에서도 양쪽 코의 호흡량에서 차이가 난다.

뇌의 영향을 떠나, 장기도 마찬가지다. 폐나 콩팥, 난소 등은 양쪽에 한 개씩 있어서 균형을 잡는 것처럼 보인다. 그러나 하나뿐인 심장은 왼쪽에 치우쳐 있다. 심장이 약간 왼쪽으로 치우쳐 있는 이유는 식도와 기도를 압박하지 않기 위해서일 수 있다. 혈류역학적인 효율성이 고려됐을 것이고, 이유는 알 수 없지만 아마도 긴 시간에 걸쳐 많은 시행착오 끝에 과감하게 비대칭적으로 진화하고자 결정했을 것이다.

간은 오른쪽, 비장은 왼쪽 옆구리에 붙어 있다. 위도 주머니가 약간 왼쪽으로 치우쳐 있다. 충수돌기(맹장)는 오른쪽에 있다. 남성의 고환도 두 개인데 왼쪽 고환이 약간 크면서 무겁다. 이렇게 제멋대로인 것 같은 장기의 좌우 위치나 높이는 무게중심을 맞추기 위한 방편일 수 있다. 무게중심을 잡는 것은 인간이 직립보행을 하게 되면서 매우 중요한 문제 중 하나였기 때문이다.

어느 장기는 한 개뿐인데 어느 장기는 두 개씩 가지고 있다. 추측건대, 원시 지구에는 산소가 부족해 적극적인 호흡을 위해 폐가 두 개 필요했을 것이다. 또 깨끗한 물이 부족해 탈수로 인한 손상 가능성이 높았던 신장도 여유분이 필요했을 것이다. 남성의 고환과 여성의 난소도 종족 번식을 위해 여분이 필요했을 것이다.

한의학에서는 장부의 위치를 오행으로 설명한다. 심장은 불[火]에 해당하는 장기로 가장 위에 있다. 신장은 물[水]에 해당해 맨 아래에 위치한다. 비장(지금의 췌장)은 흙[土]으로 가운데 있고, 간은 나무[木]에 해당하는 옆에 치우쳐 있다. 폐는 쇠[金]로 맨 위에 있는 것 같지만 양쪽으로 한 개씩 있다. 다만 표면적을 넓이기 위해 흉곽을 가득 채우고 있는 것이다.

이처럼 우리 몸은 구조적으로 비대칭이다. 그러나 구조적으로 동일해야만 균형이 잡히는 것은 아니다. 비대칭 상태에서도 기능적인 측면에서는 음양(陰陽)의 조화를 이루고 있다. 생명의 비대칭은 우주 자체의 비대칭을 반영하고 있다는 파스퇴르의 말처럼, 소우주인 인간의 불균형도 나름 이유가 있을 것이다.

물만 마셔도
살찐다는 거짓말

평소 몸이 잘 붓는다는 이가 많다. 하루 종일 앉아 있으면 코끼리 다리가 되기도 하고 아침에는 헐거웠던 신발에 저녁 때면 발이 들어가질 않는다. 잘 자고 일어났는데 얼굴이 부어서 눈도 잘 안 떠지고 손은 주먹을 쥐기 힘들 때도 있다. 붓기가 심한 날이면 반지도 손가락 살 속에 파묻혀 잘 빠지지 않는다. 붓는 원인은 여러 가지가 있지만, 기질적으로 심각한 경우를 제외하면 전날 짜게 먹은 음식 때문이다. 특히 밤늦게 라면이라도 한 그릇 먹고 잔 날이면 아무리 날씬한 사람이라도 얼굴이 붓는 것을 피할 수 없다.

음식이 짠맛을 내는 것은 그 안에 들어 있는 '소금' 때문이다. 역사적으로 소금을 차지하기 위한 전쟁도 있었다. 오스트리아 잘츠부르크는 '소금의 성'이라는 의미인데, 이곳을 차지하기 위해 독일과 오스트리아가 전쟁을 일으켰을 정도로 소금은 귀한 물건이었다. 로마시대 군대에서는 병사들에게 급료를 소금(salt, 라틴어로 salar)으로 지급해서, 봉급을 의미하는 salary가 유래됐다. 짠맛으로 간을 해 먹으면 '맛있다'고 느끼는 것은 인간의 생명 유지에 소금이 반드시 필요하기 때문이다. 야생동물은 인간처럼 먹잇감에 소금을 쳐서 먹지 않지만, 먹이로 먹는 다른 식물(염성 식물)이나 동물을 통해 염분을 섭취한다. 그것으로 부족하면 암염(巖鹽) 등으로 보충한다. 짠맛을 내는 소금은 우리 몸을 따뜻하게 해주고 살균 작용과 해독 작용을 한다. 또 근육을 수축하는 데도 반드시 필요하다.

하지만 요즘은 너무 짜게 먹어서 문제다. 일시적으로 짜게 먹으면 혈액 속의 나트륨 함량이 높아지지만, 우리 몸은 항상성이 있어 혈액 내 염분 농도를 0.9퍼센트로 유지한다. 만약 나트륨 농도가 높아지면 이것을 낮추기 위해 삼투압 작용으로 수분을 끌어당기는 것이다. 마치 배추를 소금물에 절이면 배추 안(소금기가 낮은 농도)의 수분이 배추 밖(소금기가 높은 농도)으로 빠져나와 농도를 맞추는 것과 같다. 그렇다 보니, 항상 짜게 먹으

면 혈관 내부의 압력이 늘 높은 상태가 돼 고혈압과 같은 심혈
관 질환을 일으키게 된다.

물만 마셔도 살이 찐다는 사람들이 있는데, 실제로 이것은
체지방량이 늘어나 살이 찌는 것이 아니라 붓는 것이다. 체지
방 비율이 높은 비만과 수분 함량이 높은 부종은 엄연히 다르
다. 그러나 항상 부어 있기 때문에 살이 쪄 있다고 생각하는 것
뿐이다. 이들 대다수는 아마 평소 짜게 먹는 식습관을 가진 경
우가 많을 것이다.

우리가 먹는 소금 중에 약 40퍼센트가 나트륨이다. 세계보
건기구(WHO)에서 권장하는 소금의 하루 섭취량이 6그램 정도
인데 나트륨으로 따지면 약 2그램이다. 그런데 라면 한 봉지에
들어 있는 나트륨 양은 종류에 따라서 800밀리그램(0.8그램)에
서 2,600밀리그램(2.6그램)까지 되니, 아무리 싱겁게 먹는다고
자신하는 사람도 하루 권장량을 초과하고 있을 가능성이 높다.

그렇다면 몸이 잘 붓는 경우 해결책은 무엇일까? 사실 짜
게 먹는 식습관을 바꾸기란 쉽지가 않다. 가장 효과적인 방법
중 하나는 칼륨을 많이 섭취하는 것이다. 칼륨은 과일이나 채
소에 많다. 특히 감자나 고구마, 바나나, 브로콜리, 토마토에 많
다. 라면을 끓인 후 우유를 약간 넣어서 먹으면 몸이 붓지 않는

다고 알려져 있는데, 이것도 우유에 들어 있는 칼륨이 라면 속의 나트륨을 배출시켜주기 때문이다. 다만 만성적으로 콩팥 질환을 앓고 있는 경우는 칼륨 섭취를 자제해야 한다.

요리에 소금을 사용할 때는 나트륨과 함께 칼륨과 같은 미네랄이 포함된 천일염, 간장 등을 사용하는 것이 차선책일 수 있다. 시판되는 소금에는 칼륨의 함유량도 함께 표기돼 있기 때문에 나트륨 함량이 낮고 칼륨 함량이 상대적으로 높은 것을 고르면 좋다. 참고로 죽염은 고열로 처리되면서 마그네슘, 칼륨과 같은 미네랄은 거의 파괴된다.

물만 마셔도 살이 찐다는 거짓말은 그만하자. 정 걱정이 된다면 물 대신 브로콜리, 토마토와 같은 채소를 섭취하라. 그럼 수분도 보충되면서 살처럼 보이는 붓기도 사라질 것이다. 물만 마셔도 살이 찌는 경우는 '결코' 없다.

꼬르륵 소리,
병든 장의 울음일 수 있다

엘리베이터 안이나 여럿이 모인 조용한 곳에 있을 때 뱃속에서 꾸르륵 소리가 나면 민망하기 그지없다. 배가 고파서일 수도 있지만, 이미 식사를 했는데 소리가 날 때도 있다. 특별한 이유가 없는 듯해도, 원인에 따라 배에서 나는 소리가 달라진다. 장의 소리에 귀 기울이면 장의 건강 상태를 알 수 있다.

장의 소리는 소장과 대장에서 만들어진다. 장의 연동 운동에 의해 음식물과 수분, 공기가 섞여 빠져나가면서 소리가 난다. 마치 물이 빈 파이프를 통과할 때 나는 소리와 같다. 장에서 나는 소리는 소화 과정에서 생기는 정상적인 반응이다. '뱃속 시계'라는 말이 있다. 배고플 때 배에서 나는 꼬르륵 소리가 그것이다. 이는 뇌의 시상하부나 위에서 분비되는 그렐린 같은 호르몬이 위장의 평활근을 수축시킨 결과다. 음식물을 받아들일 준비를 하면서 장운동이 활발해지고 이때 배고픔을 느끼면서 소리가 난다. 자신은 배에서 전혀 소리가 나지 않는다고 말하는 사람도 있는데, 스스로 인지하지 못할 뿐이다.

한때 금식을 하다가 배에서 꼬르륵 소리가 나면 식사해야 한다는 1일 1식이 유행한 직이 있다. 이런 주장은, 배고프지 않아도 일정 시간이 되면 식사하고 과식하는 경우가 많은 현대인에게 유용할 수 있다. 하지만 장에서 나는 소리가 모두 건강함을 의미하는 것은 아니다.

배에서 소리만 날 때는 크게 걱정할 것이 없다. 하지만 심한 방귀, 오심구토, 복통, 잦은 설사나 심한 변비, 혈변, 소화불량, 식욕 부진, 복부 팽만감, 갑작스러운 체중 저하 등이 동반된다면 문제가 있다. 단순 소화불량에서 위하수, 과민성장증후군, 심각하게는 장폐색이나 대장암 등의 전조 증상일 수 있기 때문이다.

한의학에서는 배에서 나는 소리를 장이 운다고 해서 장명(腸鳴), 또는 배가 운다고 해서 복명(腹鳴)이나 복중명(腹中鳴)이라고 표현했다. 물이 출렁거리듯이 나는 소리를 복중수명(腹中

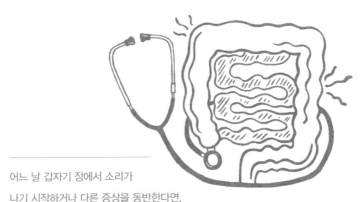

어느 날 갑자기 장에서 소리가
나기 시작하거나 다른 증상을 동반한다면,
이는 주인에게 아픔을 호소하는 장의 신음소리일 수 있다.

水鳴)이나 진수음(振水音)이라고도 했다. 식욕 부진, 소화불량,
복통, 설사를 동반하는 경우는 치료 대상으로 삼았다. 대부분
위장이나 대장 기능에 문제가 생긴 경우다. 질병에 의한 소리
는 그 질병을 치료하면 줄어든다.

배에서 소리가 너무 크게 나는 것도 문제지만, 반대로 소리
가 전혀 안 나는 것도 문제다. 너무 크게 들리면 위하수, 소화
성궤양, 장염, 과민성장증후군 등일 확률이 높다. 조용한 상황
에서라면 민망할 정도로 꼬르륵거린다. 장폐색의 경우는 매우
큰 소리가 난다. 대부분 소리가 커서 걱정이다. 만일 소리가 잘
안 들린다면 장 마비와 관련된 심각한 문제를 의심해볼 수 있

다. 청진을 해도 장음이 들리지 않는 경우 응급상황일 수 있다.

장에서 나는 꼬르륵 소리가 비록 생리적인 현상이라 해도, 사회생활에서 불편함을 느낄 수 있다. 이때는 찬 음식, 과일, 통곡물, 콩류, 합성 감미료, 탄산 음료 등의 섭취를 줄이면 도움이 된다. 우유를 마시고 설사하는 경우 유제품 섭취도 주의해야 한다. 식사할 때 말을 많이 하거나 빨대로 음료수를 마시거나 껌을 씹는 것도 장의 소리를 키울 수 있다. 변비나 설사를 동반한다면 유산균 제제도 도움이 된다.

배에서 나는 소리는 본인에게만 들리는 경우가 많다. 따라서 너무 당황할 필요는 없다. 하지만 배에서 나는 꼬르륵 소리가 장에 병이 있음을 암시할 수도 있다는 사실은 알아야 한다. 어느 날 갑자기 장에서 소리가 나기 시작하거나 다른 증상을 동반한다면, 이는 주인에게 아픔을 호소하는 장의 신음소리일 수 있다.

'방귀대장 뿡뿡이'는
어떤 질병이 있을까

일상생활에서 방귀는 민폐가 아닐 수 없다. 대중교통이나 사방이 꽉 막힌 좁은 엘리베이터 안에서는 냄새 유무를 떠나 '뿡' 하는 소리만 나도 서로 아닌 척 연기를 한다.

방귀를 뀐다는 것은 살아 있다는 증거다. 폐가 호흡을 하듯, 폐와 짝이 되는 대장도 호흡을 한다. 건강한 성인은 하루 평균 10차례 이상 방귀를 뀐다. 누군가가 "나는 방귀를 전혀 안 뀐다."라고 주장해도 사실 자신도 모르게 뀌는 경우가 많다. 실제 우리 주위에는 '방귀대장 뿡뿡이'가 의외로 많다.

방귀는 우리말이다. 원래는 '공기를 방출한다.'는 한자어로 방기(放氣)에서 출발한 것 같다. 하지만 《동의보감》에서는 방귀를 의미하는 용어로 하기(下氣)나 실기(失氣), 비(屁: 방귀 비)라는 단어를 사용했다. 《동의보감》에는 "장위(腸胃)가 울결돼 곡기가 안으로만 쏠리고 밖으로는 퍼져 나가지 못하기 때문에 트림이 나가고 혹은 방귀가 나간다[善噫而或下氣]."라고 돼 있다. 방귀는 소화기가 약할 때 많이 생긴다. "방귀가 나가지 않으면 설사시키지 못한다[不轉失氣者不可下]." 혹은 "약을 복용하고서 방귀가 많이 나가면 이내 낫는다[屁多乃見其效]."라는 구절을 보면, 방귀는 장의 기운이 잘 소통되는지 판단하는 기준 중 하나였다.

방귀 특유의 구린내는 메탄가스 때문이다. 메탄가스는 각종 동물의 위장에서 음식물이 소화되는 과정에서 장내 박테리아가 수소와 이산화탄소를 이용하면서 발생한다. 특정 지역에서는 화장실의 메탄가스를 연료로 이용하기도 한다. 꽉 막힌 재래식 시골 화장실에서 담뱃불을 붙이다가 폭발사고가 난 것도 메탄가스 때문이다.

방귀를 억지로 참으면 복통이 생기기도 한다. 대장내시경을 하기 위해 억지로 불어넣은 가스 때문에 가스가 모두 빠져나오기까지 통증을 경험한 사람이 많이 있을 것이다. 특히 방귀 가스에 포함된 벤조피렌과 나이트로자민은 발암성 물질이기에 방귀를 참아서는 안 된다. 미국 항공우주국(NASA)에서는 우주선 내 우주인들의 방귀를 적절하게 제거하는 데 골머리를 썩고 있다고 한다.

간혹 방귀에서 화생방 훈련을 연상시키는 지독한 냄새가 난다면, 그 냄새 유발자는 심각한 질환으로 천명을 다하지 못할 수도 있다. 방귀는 소리와 냄새에 따라 특정 질환의 증상일수 있기 때문이다. 방귀 냄새는 위의 소화력이 떨어지거나 대장에 유해 세균이 많은 경우 심해진다. 물론 무엇을 먹었느냐에 따라 심한 냄새가 나기도 한다. 특히 무, 파 등을 많이 먹으면 인돌이나 황화수소 때문에 냄새가 고약해진다. 만약 그런 음식을 복용하지도 않았는데, 마늘이나 양파 썩는 냄새 같은 방귀 냄새가 난다면 대장암을 의심할 수 있다.

일본 나고야대학교에서는 22명의 대장암 환자를 연구해 독특한 방귀 냄새의 원인이 되는 메탄티올(메틸메르캅탄)을 검출하는 키트를 개발했다. 실제로 대장암 환자에게서는 메탄티올이 10배 이상 검출된다고 한다. 중국에는 방귀 냄새로 병을 진단하는 방귀사라는 고연봉의 직업이 있어서 해외 토픽으로 소개된 바도 있다. 이유 없는 무덤이 없듯이 이유 없는 방귀 냄새도 없는 것이다.

최근 방귀가 너무 잦아지거나 갑자기 냄새가 심해졌다면,

먼저 소화기의 건강 상태를 살펴볼 필요가 있다. 식사를 허겁지겁 급하게 하거나, 과식을 하거나, 식사 도중 말을 많이 하면 공기 흡입량도 많아져 방귀 양도 늘어난다. 일반적으로 탄수화물은 방귀 양을 늘리고 동물성 단백질(고기류, 달걀 등)은 냄새를 고약하게 만든다. 보통 보리나 고구마 등을 많이 먹으면 방귀 냄새가 독하다고 알고 있지만, 실제로는 그리 독하지 않고 방귀 양만 늘어날 뿐이다. 반면에 채식 위주의 식사를 하면 방귀의 양과 냄새가 줄어든다. 대추차나 생강차, 계피차도 장내 독성을 줄여주고 가스 발생을 억제한다.

언론에 따르면, 방귀의 주성분인 메탄가스 등이 지구 온난화의 주범이라고 한다. 범인의 대부분은 전 세계 메탄가스 배출량의 약 20퍼센트를 차지하는 소나 양 같은 반추동물이다. 이들은 되새김질을 하면서 트림으로도 메탄가스를 배출한다. 지구 온난화가 걱정된다고 방귀를 줄이거나 참을 필요는 없다. 다만 자신의 건강을 위해 냄새 없는 방귀를 시원하게 배출해야 한다.

술 마시고 얼굴 붉어지는
사람에게 술은 독이다?

연말에는 모임이 많다. 다른 게 아니라 술자리다. 술을 한 잔만 마셔도 얼굴이 홍당무처럼 빨갛게 변하는 사람이 있다. 밤새도록 술을 마셨는데도 술을 마셨는지 물을 마셨는지 얼굴에 전혀 표시가 나지 않는 사람도 있다. 이런 차이가 나는 이유는 무엇일까?

술을 마시고 얼굴이 빨개지는 사람은 알코올 분해 효소가 없어서 술을 마시면 안 되는 것으로 알려져 있다. 하지만 얼굴이 빨개지면서도 술을 잘 마시는 사람도 많다. 얼굴은 빨개지지 않는데 술을 전혀 못 마시는 사람도 있다. 처음엔 빨개졌다가 안색을 되찾으면서 술을 다시 마시는 사람도 있다. 알코올은 간에서 아세트알데히드로 1차 분해된다. 아세트알데히드는 취하게 만드는 장본인이고 숙취의 원인이 되는 물질이다. 동일한 양의 술을 마시고 사람마다 취하는 정도와 숙취의 정도가 다른 이유는 바로 아세트알데히드 분해 능력의 차이다. 아세트알데히드가 분해되기 위해서는 분해 효소가 있어야 한다. 여기에 유전자가 관여한다.

서양인은 술을 마시고도 얼굴이 빨개지는 경우가 드물다. 알코올 분해 유전자가 활성화돼 있기 때문이다. 반대로 우리나라 사람은 관련 유전자가 부족한 탓에 술을 마시고 얼굴이 붉어지는 경우가 허다하다. 인구 비율로 따지면 40~50퍼센트가 이 유전자가 없거나 활성화되지 않은 것으로 알려졌다. 술을 즐겨 마시거나 도수가 높은 독주를 즐겨 마시는 민족은 알코올 분해 유전자가 상대적으로 활성화돼 있는 게 당연하다. 보드카나 고량주 같은 독주를 마시는 러시아인이나 중국인, 맥주를 즐겨 마시는 독일인이 그렇다. 맥주를 음료수처럼 즐겨 마시는 독일인은 90퍼센트 정도가 알코올 분해 유전자를 가지고 있다고 한다. 자신의 알코올 분해 능력이 궁금하다면 알코올 분해 유전자를 확인하는 키트를 이용해 알아볼 수 있다.

그러나 술을 마시고 얼굴이 붉어지는 것이 효소나 유전자 때문만은 아니다. 알코올 분해 유전자가 있고 분해 효소가 충분하다 해도 얼굴이 붉어질 수 있다. 우리 몸에 들어온 알코올은 여러 작용을 한다. 그중 하나는 모세혈관을 확장시키고 혈류 속도를 빠르게 하는 것이다. 모세혈관이 확장되면 당연히 피부는 붉어진다. 모 방송에서 프로그램 제작을 위해 조갑주름 모세혈관 측정기로 알코올 섭취 전후 모세혈관의 상태를 관찰한 결과, 대부분의 경우에서 모세혈관의 혈류량이 좋아지고 혈류 속도가 뚜렷하게 증가했다. 사람마다 모세혈관 모양은 모두 다르다. 모세혈관이 잘 발달한 경우 얼굴 붉어짐이 더 심할 수 있다. 모세혈관이 빈약한 경우는 붉어지는 게 덜하고 오히려 창백해진다. 또 붉어지는 정도는 피부색과 관련이 크다. 원래 피부색이 어두운 경우는 붉어지더라도 눈에 잘 안 띄고 피부가 희면 붉어짐이 두드러지게 보인다.

얼굴이 붉어지는 이유는 자율신경과도 관련이 있다. 교감신경이 흥분하면 심장의 맥박수가 빨라지고 혈관이 확장되면서 체온이 높아진다. 교감신경이 흥분되려면 외부 자극이 필요한데, 알코올의 흡수도 교감신경을 흥분시키는 자극이다. 얼굴이 붉어진다는 것은 알코올의 약리학적 효과 중 하나다. 술을 마시면 얼굴이 붉어졌다가 다시 하얗게 되는 사람도 있다. 교감신경의 흥분에 의해 확장된 혈관이 다시 수축했기 때문이다. 자율신경의 균형에 의해 부교감신경이 교감신경의 흥분을 억제한 결과다. 초기에 들어온 알코올에 반응했다가 지속적으로 들어오는 알코올에는 반응이 더뎌진 것이다.

술을 마시고 얼굴이 붉어진다고 해서 술을 마시면 안 되는 체질이라고 단정 지을 수는 없다. 연말 회식자리에서 술을 마시고 얼굴이 붉어지는 사람이 있다면, "독이 된다."라고 겁을 주기보다 도수가 낮은 술을 적당히 권하는 아량이 필요할 뿐이다. 얼마나 어떻게 마시느냐에 따라 다르겠지만, 술은 독보다는 약에 가깝다. 공자 왈 "술은 백 가지 약의 으뜸[酒乃百藥之長]"이라고 했으니, 건강하고 절제된 음주를 먼저 고민할 일이다.

화병 예방해주는
건강한 수다

 우리가 흔히 사용하는 표현 중 '울화가 치미다' 혹은 '염장을 지르다'라는 말이 있다. 염장은 염통이라고도 하는데, 바로 심장이다. 심장은 불[火]과 관련된 장기인데, 염장을 찌르듯이 아프게 하면 화로 인한 병이 생긴다. 그것이 바로 화병이다.

 불[火]은 물[水]과 상대적인 개념이다. 항상 위로, 밖으로 나가려는 성질이 있고 모든 행동을 빠르고 격하게 만든다. 모닥불이 뜨거운 것은 화가 본체이고 그 작용이 열(熱)이기 때문이다. 불과 열은 생리적 작용을 하다가도 문제가 생기면 병리적 현상이 나타나는데, 이로 인해 얼굴은 항상 화끈거리고 가슴이 답답해진다. 반대로 아랫배와 발은 얼음장처럼 시리다.

우리 몸의 생리는 밑에서 차가운 수기가 위로 올라가 위쪽의 화기를 식혀주고 화기는 아래로 내려와 밑을 따뜻하게 한다. 이것을 수승화강(水升火降)이라고 한다. 수승화강은 매우 건강한 상태로, 머리는 시원하고 발은 따뜻해야 한다는 두한족열(頭寒足熱)과 같다. 우리 몸에서는 물과 불이 서로 상생하며 물은 위로, 불은 아래로 순환해야 한다.

수승화강이 어려워지면서 생기는 대표적인 병이 화병과 냉증이다. 아이러니하게도, 상반된 기운의 병이 동시에 생긴다. 화기는 가슴에서 내려오지를 못하고 아래의 냉기는 없어지지 않는다. 발산돼 흩어지거나 순환을 통해 아래로 내려가야 할 화기가 뭉쳐서 화병이 나타난다. 화병에 억울하다는 표현이 따라붙는 것은 '막힘[鬱]'이 있다는 것이다.

화병에 시달리는 비율을 보면, 여성이 약 80퍼센트로 남성보다 훨씬 많다. 특히 남들 앞에서 싫은 소리를 못하는 소음인 여성에게 화병이 많다. 남성은 양(陽)에 속해 기를 쉽게 발산하지만 여성은 음(陰)이기 때문에 기를 만나면 대부분 울체돼 울화가 쌓이게 된다. 주부들이 만나기만 하면 남편과 시댁, 친구들 뒷담화로 시간 가는 줄 모르는데, 화병을 예방하기 위한 건강한 수다일 수 있다.

화는 적절하게 발산해야 한다. 하지만 동양에서는 화를 참는 것을 미덕으로 삼아왔다. 《논어》'학이(學而) 편'을 보면 "남이 나를 알아주지 않아도 화를 내지 않으면 이 또한 군자가 아니겠는가[人不知而不慍 不亦君子乎]."라고 해, 남이 알아주지 않더라도 화를 내지 말라고 말했다. 당시 군자들은 화병을 꽤나 앓았겠다. 화를 무작정 참는 사람에게 화병이 생긴다. 무조건 참다 보니 응어리가 생겨 마치 소나무 옹이처럼 단단해진다.

화병을 오래 앓으면 기억력 감퇴, 건망증, 인지능력 저하 등 가성치매 증상이 나타나고 알코올 중독이 될 가능성도 높아진다. 긴장 상태가 지속되면서 심혈관 질환이나 심지어 암이 생길 가능성도 높아진다. 스트레스를 많이 받거나 화·짜증을 많이 내는 사람에게 갑상선 질환이 쉽게 오는 이유는, 갑상선이 화의 침범을 쉽게 받는 부위에 있기 때문이다. 화가 치받쳐 올라가는 꼭대기인 두피에서는 탈모를 일으킨다.

우리 몸에서 화는 밖으로 발산하거나 아래로 내려줘야 한다. 이에 도움이 되는 것으로 매운 음식을 먹는 방법이 있다. 매운맛은 뭉치고 쌓인 기를 흩어주고 내려줘 가슴을 시원하게 만든다. 평소 반신욕을 하면 아래의 냉기가 없어지면서 화기가 내려간다. 반대로, 신맛을 먹으면 기운이 퍼지지 않고 오그라

들어 화가 삭여지지 않는다. 몸이 허약한 상태에서 열감이 오른다고 찬물이나 얼음물만 마시면 화가 더욱 심해진다. 이유는 수승화강이 안 돼 아래가 더욱 차가워지면서 화기와의 교류가 어렵기 때문이다.

화가 나면 심호흡을 해보자. 특히 내뱉는 날숨을 길게 할수록 긴장이 풀리면서 화기가 아래로 내려간다. 화를 내기 전, 한 번은 참아보자. 굳이 화낼 필요가 없었던 것처럼 풀어지는 경우도 많다. 하지만 여의치 않다면 시의적절하게 화를 내는 연습을 하자. 화는 원래 내라고 나는 것이다.

불은 모든 것을 태워 재로 만들어버리기도 하지만 잘 사용하면 매우 이롭다. 우리 몸의 화기도 마찬가지다. 화기는 모든 장기의 적이며 원기(元氣)의 적일 수 있지만, 잘 다스려진 화기는 우리 몸의 기운을 활성화시키는 생명의 원동력으로 작용한다. 화기는 오르면 독이 되지만 내리면 약이 된다.

이유 없이 흐르는
눈물은 없다

  진찰 중에 눈물을 흘리는 분들이 간혹 있다. 자신의 질환이
나 처지가 고통스럽거나 서러워 울기도 하고, 의사의 진심 어
린 말 한마디 또는 따뜻하게 잡아준 손이 고마워 울기도 한다.
그런데 놀랍게도, 의사 앞에서 눈물을 흘리고 나면 환자의 증
상이 그 자리에서 개선되는 경우가 있다. 특별한 이유라도 있
는 것일까?

  눈물은 기본적으로 각막을 보호하는 역할을 한다. 눈을 보
습하면서 먼지를 씻어주기도 하고 빠진 속눈썹이 눈에 머무르
지 않도록 제거해준다. 양파를 깔 때 눈물이 나는 것도 양파의
황화아릴 성분이 눈에 자극을 주기 때문에 이를 차단해 눈을

보호하려는 작용이다.

일반적인 눈물은 3층으로 구성돼 있다. 가장 바깥쪽은 유분이 있어 눈물이 증발하는 것을 막고 뺨으로 바로 흘러내리지 않게 한다. 중간 부분은 대부분 수분과 함께 비타민, 미네랄 및 영양소가 포함돼 있어 각막에 영양분을 공급한다. 또 전해질과 항체 등이 포함돼 있어 삼투압을 조절하고 감염을 방지한다. 가장 안쪽의 점액층은 각막과 접촉해 있는 부분으로, 눈물이 눈에 잘 달라붙어 있게 한다. 눈물의 이런 구성 성분은 단지 눈을 보호하기 위한 것이다.

하지만 감정 변화에 의해 기쁘거나 슬퍼서 흘리는 눈물의 구성 성분은 다르다. 여기에는 프로락틴(Prolactin), 부신피질 자극 호르몬, 루엔케팔린(Leu-enkephalin) 등 호르몬이나 신경전달 물질이 포함돼 있다. 만일 눈물 검사법이 있다면 혈액이나 소변 검사와 마찬가지로 많은 건강 정보를 알려주는 척도가 될 것이다.

프로락틴은 스트레스 상황에서 분비되는 호르몬이다. 스트레스를 받거나 화가 많이 나서 눈물이 난다면, 넘쳐나는 프로락틴을 눈물을 통해 배출하는 것이다. 실제로 감정이 격해졌을 때 울고 나면 화와 스트레스가 어느 정도 해소되는 느낌이

든다. 한의학에서는 모든 체액이 오장과 관련돼 있다고 설명한다. 그중 눈물은 간과 관련이 있다. 간은 감정적으로 분노와 관련돼 있는데, 간화(肝火)는 스트레스라는 단어로 통용되기도 한다. 화가 많이 날 때 눈물이 나는 것은 간의 화를 내려주는 효과를 준다.

심한 통증을 느낄 때도 눈물이 난다. 이때의 눈물에는 엔돌핀과 비슷한 효능이 있는 루엔케팔린과 같은 천연 진통제 역할을 하는 신경전달 물질이 많아진다. 진정 작용을 나타내는 부신피질 자극 호르몬의 농도도 높아진다. 이 경우는 눈물을 통해 배출하려는 작용이 아니라 통증을 느끼면서 체내 농도가 높아지면서 자연스럽게 눈물 농도도 높아진 것이다.

눈물에는 프로락틴 외에도 황체 호르몬인 프로게스테론, 여성 호르몬인 에스트로겐, 남성 호르몬인 안드로겐 등 성 호르몬 수용체가 포함돼 있다. 나이가 들면 점점 눈이 건조해지고 뻑뻑해지는 이유도, 성 호르몬이 부족해지면서 결과적으로 눈물이 잘 분비되지 않아서다.

안구건조증으로 눈물이 잘 분비되지 않아도 문제지만, 눈물흘림증(유루증)으로 눈물이 너무 많이 흐르는 것도 문제다. 생리적으로 눈을 보호하는 작용을 하는 눈물은 자신도 모르게 코로 연결된 관으로 흘러 들어가는데, 이 관에 문제가 생기면 눈물이 넘쳐난다. 찬바람이 불거나 건조한 날씨에도 분비량이 증가한다. 모두 적절한 치료가 필요한 눈물이다.

남자는 태어나서 세 번 운다는 말이 있다. 너무 잔인한 규정이다. 사실, 살면서 세 번만 우는 남자가 어디 있겠는가. 만일 그런 남자가 있다면 눈뿐 아니라 마음도 심하게 병들어 있음이 분명하다. 눈물은 참지 말고 흘려야 한다. 눈물이 많다는 것은 건강하다는 증거다. 우리는 오늘도 눈물을 흘린다. 이유 없이 흐르는 눈물은 없다.

무병장수의 비밀,
고효율 미토콘드리아

어리석은 질문 같지만, 인간이 밥을 먹고 숨을 쉬는 이유는 뭘까? 누구나 '살기 위해'라고 답할 것이다. 살아가는 데 필요한 요소는 여러 가지가 있겠지만, 무엇보다 영양소를 섭취하고 숨을 쉬는 것이 필수적이다. 하지만 역설적인 것은 '먹고 숨 쉬는 것' 때문에 병이 생기기도 하고 죽기도 한다는 사실이다.

식사 때 섭취한 영양소들은 우리 몸에서 ATP(아데노신3인산)를 만들어낸다. ATP는 인산기가 3개 달린 물질로, 에너지를 축적하고 있다가 인산기가 하나씩 떨어져 나가면서 에너지를 방출한다. 식사 후에 기운이 나는 이유는 이 때문이다. 이 과정을 담당하는 것이 세포의 세포질 속에서 살고 있는 '미토콘드리아'다. 인간을 포함한 포유류는 미토콘드리아가 없다면 생존할 수 없다. 미토콘드리아가 없다면 에너지를 만들어내지 못하기 때문이다.

과거 미토콘드리아는 독립적인 생명체로서 엽록체와 공생해왔다. 미토콘드리아는 산소를 통해 에너지를 만들어내고, 그 대사산물로 이산화탄소와 물을 만들어낸다. 반면 엽록체는 물과 이산화탄소를 소모하고 그 대사산물로 포도당과 산소를 만들어낸다. 그 산소는 다시 미토콘드리아가 소모한다. 동물(미토콘드리아)과 식물(엽록체)은 여전히 이런 공생관계를 유지하는 것이다.

하지만 이 미토콘드리아는 100퍼센트 어머니로부터만 유전된다. 난자(30만 개)와 정자(150개)에 모두 미토콘드리아가 있지만 수정이 이루어질 때 난자가 정자에 있는 미토콘드리아의 침입을 완벽하게 차단하기 때문이다. '잔인한 여성'이라는 말도 여기서 유래된 것이다.

미토콘드리아가 에너지(ATP)를 만들어내는 과정에서는 산소가 필요하다. 우리가 호흡하는 것 역시 미토콘드리아에 산소를 공급하기 위해서라 생각해도 지나치지 않다. 우리 스스로 호흡하는 것 같지만 미토콘드리아가 산소를 요구하는 것이다.

단, 미토콘드리아는 우리에게 에너지를 만들어준다. 어쩌면 우리를 살게 하는 것보다는 자신에게 지속적인 영양소와 산소를 공급해달라는 것이 목적일지도 모른다.

이 과정에서 정상적으로 약 2퍼센트의 활성산소가 만들어진다. 활성산소는 인간의 질병과 수명 결정 인자 중 하나다. 활성산소는 미토콘드리아의 산소 소비 결과 만들어지는 것으로, 미토콘드리아의 효율에 따라 달라진다. 예를 들면, 평균수명이 3년인 쥐가 평생 소모하는 산소량이 평균수명 60년인 코끼리가 평생 소모하는 산소량과 같다는 것이다. 쥐가 3년 만에 죽는 이유는 너무 빠르고 얕은 호흡을 한 결과다. 산소 소모량이 많은 만큼 짧은 시간에 활성산소 역시 그만큼 많이 만들어졌기 때문이다.

포유류인 인간 역시 평생 동안 호흡수가 정해져 있다고 한다. 이는 산소 소모량이 정해져 있기 때문에 일정량의 활성산소가 만들어지면 죽는다는 뜻이다. 적게 먹고, 천천히 느리게 호흡하고, 느긋하게 행동하면 더 오래 살 수 있다. 이것이 미토콘드리아의 효율을 높이는 방법이다. 《동의보감》에서도 "호흡할 때 기러기의 깃털을 코끝에 대고 기러기 털이 흔들리지 않도록 숨을 배꼽까지 들이마셨다가 천천히 내뱉으면 무병장수

한다."라고 했다. 즉 복식호흡으로 느리고 천천히 숨을 쉬면 장수한다는 말이다.

우리 성격이나 행동도 미토콘드리아와 관련이 있을 수 있다. 체질적인 유전도 미토콘드리아와의 관련성을 부정할 수 없다. 미토콘드리아는 독자적인 생명체로, 동일종 내에서도 개체마다 특성을 달리할 수 있다. 미토콘드리아는 마치 세균과 같기 때문에 항생제를 많이 먹으면 미토콘드리아의 생체 활성도도 떨어질 수밖에 없다. 항생제를 많이 먹으면 단명한다는 연구 결과가 나올 법도 하다.

이제부터 '빨리빨리'에서 벗어나 여유를 갖자. 탄수화물, 지방 등 대량 영양소 섭취를 줄이고 비타민, 미네랄 같은 미량 영양소 섭취를 늘리자. 또 긴장 상태를 벗어나 이완 상태로 호흡을 가다듬어보자. 이런 방법은 우리 몸의 미토콘드리아를 고효율로 만들어준다. 에너지 효율은 가전제품에서만 높아야 하는 것이 아니다. 각자의 미토콘드리아를 1등급 에너지 효율로 바꿔보자. 무병장수로 보답할 것이다.

양치질,
진화 실패의 산물

현대인에게 식사 후 양치질은 필수적인 의식이다. 식사의
끝은 후식이 아니라 양치질이다. 그래서 만들어진 것이 칫솔이
고, 양치질을 할 상황이 아니면 이쑤시개나 치실을 이용해 치
아 사이의 음식 잔여물을 제거한다. 이런 행위는 아주 당연하
게 여겨지지만, 실제로는 진화 실패의 산물일 뿐이다.

칫솔은 누구나 쉽게 생각해낼 수 있을 것 같은 모양새지
만, 최초의 칫솔은 1498년 중국에서 돼지털을 이용해서 만들
었다는 기록이 있다. 또 지금과 같은 형태의 나일론 칫솔은
1938년 미국 듀폰사에서 만들었다. 역사가 그리 길지 않다. 놀
랍게도, 이 아무것도 아닌 것 같은 칫솔이 2003년 미국 매사추

세츠공대(MIT)에서 실시한 설문조사에서 자동차나 개인용 컴퓨터, 휴대전화를 제치고 최고의 발명품으로 뽑혔다.

《조선왕조실록》을 보면, 왕들이 치통으로 고생했다는 기록이 적혀 있다. 특히 세조나 성종은 치통이 심해서 치통을 전문으로 치료하는 의녀를 뽑으라고 지시한 것으로 알려졌다. 연산군도 치통으로 고생했다. 연산군이 폭군으로 유명한데, 치통 때문에 성격이 포악해졌다는 일설도 있다. 실제 《연산군일기》의 연산군 12년 2월 28일의 기사를 보면 "봉상사(奉常寺)의 종[奴] 송동(松同)을 취홍원(聚紅院)으로 차송(差送)하여 양치질하는 나무[養齒木]를 만들어 바치게 하라."는 구절이 나온다. 여기서 양치질하는 나무로 표현된 양치목이 바로 칫솔이다.

당시에는 나뭇가지를 일정한 길이로 잘라서 끝부분을 뭉개고 한약재 가루를 묻혀 양치를 했다. 양치목으로는 양지(楊枝)를 많이 사용했다. 양지는 버드나무 가지로, 《동의보감》에는 "치통이 있으면 버드나무 껍질을 달여서 입에 넣고 양치한 후 뱉어낸다."라고 했다. 또 버드나무를 다듬어 이쑤시개로 사용했다. 이 버드나무 '양지'가 일본어로 '요지'로 읽히는 것이다.

《동의보감》에는 치통과 관련된 여러 처방이 있다. 약재를 달여 복용하기도 하지만 주로 가루를 내 치아를 문지르거나[도

찰방(塗擦方)], 가글을 하듯이 입안에 넣고 헹구는 처방[함수방(含漱方)]이 많았다. 당시에도 "음식을 먹은 다음에 치아를 깨끗하게 닦지 않으면 음식 찌꺼기가 썩어서 냄새가 나고 치아에 구멍이 생긴다."라고 했다. 여기서 치아를 닦는다는 표현은 '계치(潔齒)'라는 단어를 썼는데, 계(潔)는 '깨끗이 하다' 혹은 '닦다'는 의미로, 그 당시에도 치아 건강을 위해 양치를 권장했음을 알 수 있다.

치아의 관리는 인간의 역사와 함께했을 터인데, 어째서 인간만 양치질이 필요한 것일까? 인간 이외의 야생동물에게도 충치가 있지만, 인간의 치아와 동물의 이빨은 구조가 다르고 동물은 당분이 적은 자연 식이를 섭취하기 때문에 충치가 많지 않다.

초식동물은 풀을 자르기 쉬운 긴 앞니와 씹어 먹기 좋게 어금니가 발달돼 있다. 어금니에 음식물이 낄 수 있지만 자연에서 얻는 거칠고 딱딱한 먹이와 섬유질들이 양치 효과를 내는 것 같다. 육식동물은 송곳니가 많아서 이빨 사이에 음식물이 잘 끼지 않는다. 이들은 고기(먹이)를 씹어서 먹지 않고 뜯어서 삼키기 때문에 어금니는 발달되지 않았다. 반면, 인간과 같은 잡식동물은 초식동물과 육식동물의 이빨을 골고루 섞어놓

놀랍게도, 이 아무것도 아닌 것 같은 칫솔이
2003년 미국 매사추세츠공대에서 실시한 설문조사에서
자동차나 개인용 컴퓨터, 휴대전화를 제치고
최고의 발명품으로 뽑혔다.

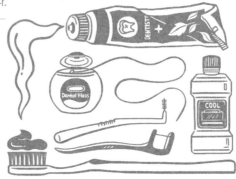

은 것처럼 발달돼 있다. 잡식성은 당분도 많이 섭취하고 치아
는 촘촘한 배열로 서로 붙어 있어서 음식 찌꺼기가 많이 낀다.

인간을 포함한 동물은 먹이를 섭취해야만 살 수 있으므로,
이빨은 아주 중요한 역할을 한다. 더불어 야생에서는 상대를
물어서 죽일 수 있는 공격 무기다. 강하고 튼튼한 이빨을 가져
야 했기에 악어와 상어는 이빨이 무한대로 재생되는 쪽으로 성
공적인 진화를 했다. 하지만 안타깝게도 인간은 어릴 적 유치
가 빠지고 영구치가 나면 끝이다. 그 치아가 부러지거나 충치
로 상해도 다시 나지 않는다. 강하지도 않은 치아를 단 한 번밖

에 바꾸지 못한다면 어쩌자는 말인가.

　입안의 다양한 세균 속에서 충치를 일으키는 뮤탄스균을 없애는 쪽으로 진화를 했거나, 아니면 뮤탄스균이 분비하는 산에 저항력이 있는 치아 표면을 만들어내는 쪽으로 진화했으면 좋을 텐데, 참으로 알 수 없는 비효율적인 인체다. 그래도 칫솔을 발명하고 양치질을 하게 돼서 그나마 다행이다. 인간의 칫솔은 진화 실패의 산물이다.

고혈압 환자에게
'코피'는 중풍 위험신호

공부 좀 한다는 학생의 학창 시절, 코피는 훈장처럼 여겨졌
다. 코피는 어릴 적 친구와 주먹다툼을 할 때도 승패를 결정짓
는 주된 판가름이었다. 코피는 흔히 경험하는 증상 중 하나다.
코를 심하게 후빌 때뿐 아니라 비염이 있어도 쉽게 코피가 난
다. 하지만 결코 무심히 넘길 수 없는 코피가 있다. 바로 고혈
압을 앓고 있는 사람들의 코피다.

코피의 원인은 코 점막 안에 있는 혈관 파열이다. 코 점막
에는 크고 작은 혈관과 모세혈관이 모여 있다. 특히 코를 양
쪽으로 구분하는 물렁뼈와 콧볼 부위에는 아래, 위, 뒤에서
모여든 혈관이 자잘하게 연결돼 있다. 이 부위를 '키셀바흐

(Kisselbach) 영역' 혹은 '리틀(Little) 영역'이라고 하는데 이곳에서 쉽게 출혈이 일어난다.

코피의 가장 흔한 원인은 코를 후비는 것이다. 잠을 자면서도 무의식중에 코를 후비는 아이가 많다. 비염이나 부비동염(축농증)이 있어도 코를 많이 만지게 된다. 비염에 사용하는 스프레이 제제도 코 점막을 약화시켜 출혈을 유발한다. 건조한 날씨, 종양이나 응고장애, 약물 등 원인은 매우 다양하다. 체질적으로는 열감을 많이 느끼고 기운이 치받쳐 오르는 경우 코피가 잦다. 한의서에서는 이 경우를 "혈열망행(血熱妄行)한다."라고 표현했다. 혈액의 기운이 뜨거워 미친 듯이 날뛴다는 뜻이다. 고열이나 만성피로에 의한 경우도 여기에 속한다.

코피는 혈관 내의 압력을 이기지 못하고 터진다. 코에 분포돼 있는 작은 혈관들은 압력을 조절하는 밸브 역할을 한다. 안구혈관도 비슷하다. 코나 안구의 혈관이 뇌혈관보다 탄성이 약하기 때문이다.

만일 물리적인 압력이 없었는데도 코피가 자주 나는 성인은 고혈압을 의심해봐야 한다. 혈압이 높다면 뇌혈관이 터져 뇌출혈을 유발할 가능성이 있다. 고혈압과 함께 뇌동맥류 기형이 있다면 가능성은 더욱 높아진다. 필자를 방문한 환자 중 코피가 잦고 출혈량이 많은 사람이 있었다. 환자는 평소 혈압이 높다는 것을 알지 못했지만 병원에 올 당시 160/100mmHg로 무척 높았다. 이는 중풍이 올 수도 있을 정도의 혈압인데, 사실 코피가 중풍을 예방해준 것이다.

코피는 억지로 지혈하지 말고 저절로 멎을 때까지 기다리는 것이 좋다. 잘못된 지혈법 중 하나가 고개를 뒤로 젖히는 것이다. 이 방법은 지혈에 도움이 인 될뿐너러 응고된 혈액이 기도를 막을 수 있고, 혈액이 열린 기도로 흘러들어가 흡입성 폐렴을 유발할 수도 있다.

코피가 나면 눕지 말고 앉아 있는 것이 좋은데, 코를 심장보다 높게 유지해야 지혈이 쉽다. 턱은 살짝 들어주는 정도로 해서 코피가 앞으로 흘러나오게 한다. 이런 상태로 5~10분이면 대부분 저절로 지혈이 된다. 만일 코피의 양이 많거나 자연적인 지혈을 기다릴 수 없는 상황이라면 거즈 등으로 가볍게 막거나 엄지와 검지로 콧볼 양쪽을 가볍게 눌러도 좋다. 뒷덜미를 얼음팩으로 시원하게 해주면 금방 지혈된다. 10분 정도 지나도 지혈이 안 되거나 코피가 반복되는 경우는 병원을 찾아야 한다.

인터넷에 떠도는 처방 중, 코피가 났을 때 가운뎃손가락 첫

째 마디를 고무줄로 묶으면 바로 지혈이 된다는 내용이 있다. 수지침에서 해당 부위가 사람의 두부에 해당하기 때문이라는 근거를 들고 있다. 첫째 마디는 목에 해당한다. 따라서 그곳을 고무줄로 감는다고 경동맥이 압박받는 느낌을 받지는 않는다. 이 방법은 정확한 임상적인 연구 결과가 없는 플라시보로 여겨진다.

코피는 간혹 심각한 질환을 예견하는 중요한 신호일 수 있다. 특히 고혈압 환자가 혈압 조절이 잘 안 되면서 코피가 자주 난다면 철저한 혈압 관리와 함께 중풍을 걱정해야 한다. 코피는 작은 중풍일 수 있다.

혈압 올라도
뒷목 당길 일 없다

드라마에 단골로 등장하는 장면 중 하나가 말다툼을 하다
가 뒷목을 잡는 모습이다. 화가 무척 나서 혈압이 상승했다는
설정이다. 역시 많은 사람이 뒷목이 뻐근한 증상을 혈압과 결
부해 생각하고 있다. 그러나 고혈압이 있다고 해서 뒷목이 뻐
근해지지는 않는다.

고혈압은 증상이 거의 없다. 그래서 침묵의 살인자라는 별
명이 있다. 개구리를 찬물에 넣은 후 서서히 물을 끓이면 뜨거
워지는 줄도 모르고 있다가 삶겨 죽는다. 고혈압도 마찬가지
다. 지속적으로 혈압이 높아지면서 분명 부작용을 보일 수 있
지만, 살아 있는 한 서서히 적응을 하기 때문에 초기에는 별다

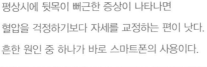

평상시에 뒷목이 뻐근한 증상이 나타나면
혈압을 걱정하기보다 자세를 교정하는 편이 낫다.
흔한 원인 중 하나가 바로 스마트폰의 사용이다.

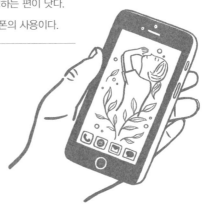

른 증상을 느끼지 않는다. 심장이 비대해지면서 부정맥 등이
나타나기 시작하고 동맥경화증도 쉽게 유발되지만, 이 또한 초
기에는 증상이 없다.

　고혈압의 증상은 일단 나타나면 치명적인 경우가 많다. 뇌
혈관이 터져 뇌출혈이 일어난다. 뇌동맥류가 있으면 더욱 위험
하다. 동맥경화가 지속적으로 악화되는 경우 관상동맥의 문제
로 심근경색이나 뇌경색도 유발된다. 따라서 평상시에 혈압을
자주 체크하는 것이 중요하다. 간혹 혈압이 높은 줄 모르고 있
다가 코피가 나거나 안구의 망막혈관이 터지는 바람에 고혈압
을 인지하는 경우도 많다. 코피나 안구 출혈이 발생하면 오히

려 다행스러운 일이다. 그로 인해 혈압이 떨어지지 않는다면 자칫 뇌출혈의 가능성도 있었을 것이기 때문이다.

뒷목이 뻐근하고 아픈 증상은 일종의 근육통으로, 혈압과는 무관하다. 긴장성 두통이 있는 경우에도 목덜미와 양쪽 어깨 근육까지 뭉치면서 후두통이나 편두통까지 나타난다. 스트레스를 많이 받고 지속적으로 긴장하는 경우에 많이 나타난다. 자세의 불균형으로도 증상이 나타나는데 한쪽으로만 씹는 편저작이나 골반의 불균형도 뒷목을 뻐근하게 할 수 있다.

잠자리가 불편해도 뒷목이 뻐근한 증상이 쉽게 나타난다. 한의서에는 이런 증상을 주로 항강(項强)이라고 표현한다. 한자 그대로 뒷목이 경직되는 것을 의미한다. 낙침(落枕)이라고도 하는데, 잠을 자다가 베개에서 떨어졌다는 의미다. 당시에 베개는 나무토막(목침)이나 쌀겨를 넣은 단단하고 둥근 원통형이 많았기 때문에, 뒤척이다 보면 머리가 베개에서 쿵 하고 떨어질 수 있다. 나름 재미있는 표현이다.

아이들의 경우, 뇌수막염 등으로 뇌압이 상승하면 구토와 함께 뒷목이 경직되는 증상이 나타난다. 누워 있는 상태에서 머리를 들어 올리면, 뒷목과 등에 넓은 판자를 대놓은 것처럼 어깨가 함께 들린다.

갑자기 혈압이 급격하게 상승하면 뒷목이 뻐근해지기보다는 두통이 유발된다. 눈알도 빠질 것처럼 아프면서 욱신거리는 통증도 나타날 수 있다. 그러나 평상시에 뒷목이 뻐근한 증상이 나타나면 혈압을 걱정하기보다 자세를 교정하는 편이 낫다. 흔한 원인 중 하나가 바로 스마트폰의 사용이다. 항상 고개를 숙인 상태로 화면을 보기 때문에 거북목이나 일자목이 생기고, 그로 인해 지속적인 뒷목 근육 경직이 유발된다.

혈압을 수시로 확인하는 것은 안 하는 것보다 백번 낫다. 하지만 뒷목이 자주 뻐근하다고 해서 너무 과도한 걱정을 할 필요도 없다. 평소 몸의 좌우 균형이 맞도록 자세를 바르게 하고 스트레칭을 자주 해주면 뭉친 근육도 부드러워져서 뒷목이 당기는 증상도 좋아질 것이다. 고혈압은 별다른 증상을 보이지 않는 것이 더 무서울 뿐이다. 침묵의 살인자라는 말이 괜히 있는 것이 아니다.

폐와 장이
몸 밖의 장기인 까닭

필자가 어떤 방송에서 유산균은 몸 밖에서 작용한다고 말한 적이 있다. 누군가 어떻게 장이 몸 밖이냐고 항의했다. 유산균은 우리 몸 안에 있는 대장 점막에 자리를 잡고 살아간다. 그렇다면 대장 점막은 우리 몸 안일까, 밖일까? 몸 안에 자리하고 있다고 해서 몸 내부라고 말할 수 있을까?

일반적으로 몸에서 밖으로 노출된 곳을 피부라고 하며 내부로 숨겨진 부위를 점막이라고 한다. 피부는 누가 봐도 밖이다. 그렇다면 점막은 어떨까? 소화기관을 보면 입안에서 시작해 소화기를 거쳐 항문까지는 점막으로 돼 있다. 폐기관지도 코에서부터 기관지, 허파꽈리를 덮고 있는 것은 점막이다. 안구 점막이나 요도, 여성의 질도 점막이다.

발생학적으로 난자가 정자를 만나 수정 후 3주 정도 지나면 수정란은 3개의 배엽으로 나뉜다. 배엽에는 내배엽, 중배엽, 외배엽이 있는데, 피부는 외배엽에서 만들어지고 점막은 내배엽에서 만들어진다. 이렇게 보면 피부와 점막은 서로 다른 것 같다. 사실 피부가 되는 외배엽과 점막이 되는 내배엽은 난자의 표면으로, 원래 하나였다. 마치 밀가루를 반죽해 길게 빚은 다음 양쪽 끝을 이어 붙이면 도넛 모양이 되는 것과 같은데, 바깥쪽 표면이 외배엽이 되고 안쪽의 작은 원에 해당하는 면이 내배엽이 되는 식이다. 외배엽과 내배엽은 단지 위치에 따라 붙인 이름일 뿐이다.

우리가 보통 점막이라고 하는 부위는 공간적으로 몸 내부에 있다. 이들 점막에는 많은 미생물이 서식한다. 입 안, 코 안, 안구 점막, 대장 점막 등에는 많은 세균이 있다. 점막에 다양한 세균이 붙어서 살아가는 것은 필요에 의한 것이다. 세균들이야 기생할 곳이 필요하고 인간 입장에서는 도움이 되는 세균이니 마다할 필요가 없다. 이런 관계를 서로에게 도움을 준다고 해 상리공생이라고 한다.

피부와 점막은 기능이 다른 것 같으면서도 비슷한 측면이

人體

있다. 피부는 방어 작용이 우선이지만, 수분과 분자량이 작은 것들은 어느 정도 흡수한다. 소장이나 대장의 소화기 점막은 흡수 작용이 주된 기능이지만, 이곳도 독성 물질은 방어한다.

피부와 점막은 몸 안팎을 구분하는 울타리다. 피부와 점막의 바깥쪽은 우리 몸의 밖이다. 반대로 우리 몸의 내부는 피부와 점막이 감싸고 있는 부위다. 몸 내부는 중배엽에서 만들어지는 기관들로, 혈관이 분포돼 혈액 공급을 지속적으로 받아야 하는 곳들이다. 피부나 점막처럼 세균이 서식할 수 있는 몸 외부와 달리 내부는 무균 상태를 유지해야 한다.

예외적으로 점막이면서도 무균 상태를 유지하는 곳이 있다. 바로 호흡기 점막과 요도에서 이어지는 방광, 여성의 질이다. 외부로 뚫려 있는 곳이지만 무균 상태를 유지한다. 아마도 많은 시행착오를 거치면서 이곳들은 무균 상태를 유지하는 것이 생존에 유리하다고 판단했을 것이다.

우리 몸은 위아래가 뚫린 대롱 같은 구조다. 대롱의 바깥쪽은 피부에 해당하고 안쪽은 점막이면서 외부와 맞닿아 있다. 대롱의 안쪽과 같이 소화기는 모두 점막으로 돼 있지만 음식물이 들어와 대변으로 빠져나가는 통로이기 때문에 몸 밖이라고 할 수 있다. 역시 폐기관지도 점막으로 감싸져 있지만 공기가 드나들도록 뚫려 있기 때문에 몸 밖이다.

피부와 점막은 우리 몸을 보호하는 가장 큰 기관이다. 이들은 마치 뫼비우스 띠처럼 연결돼 있다. 따라서 임상에서 피부 면역 상태를 회복시키기 위해 장 점막의 면역 상태를 개선하는 치료법도 가능한 것이다. 유산균이 살아가며 영향을 미치는 '대장 점막'은 몸 밖이 맞다. 그래서 대장 점막의 면역 상태가 피부 면역에 영향을 미치는 것이다. 피부와 점막은 하나다.

맛을 느끼는 것은
혀가 아닌 몸

학창 시절 '혀의 맛 지도'를 배운 기억이 있다. 그림으로 그린 후 외우기도 했고 시험도 봤다. 혀에 있는 미뢰(맛봉오리)의 종류에 따라 특정 맛을 느끼는 부위가 구분돼 있다는 것이다. 하지만 과거 100년 동안 사실로 알려진 맛 지도는 잘못된 것이다. 한 개의 미뢰에서 모든 맛을 느낄 수 있는 감각수용체가 있다는 것이 최근 밝혀졌기 때문이다. 혀의 모든 부위에서 모든 맛을 느낄 수 있다. 예들 들면, 혀끝은 단맛뿐 아니라 쓴맛도 느낀다. 다만 부위에 따라 특정 맛이 잘 느껴지는 민감도 차이는 인정된다.

또 다른 오해를 받는 것은 매운맛이다. 실제로 우리 혀는 매운맛을 느낄 수가 없다. 매운맛은 미뢰에서 느끼는 정상적인 맛이 아니고 통증으로 느껴지는 감각을 맛으로 표현한 것이다. 동양에서는 이 통증자극을 '맵다'고 하고, 서양에서는 '뜨겁다(hot)' 혹은 '강렬하다(spicy)'고 표현한다.

서양에서는 매운맛을 빼고 단맛, 짠맛, 쓴맛, 신맛 네 가지를 기본 맛으로 결정했다. 히포크라테스도 이 네 가지를 기본 맛으로 했다고 하니 역사는 꽤나 깊다. 그러다가 1908년 이후로 감칠맛(우마미, Umami)을 포함해 다섯 가지를 기본 맛으로 하는 것이 최근의 정설이다. 감칠맛은 MSG의 기본 맛이다.

중국과 한국의 기본 맛은 오미(五味)이고 여기에는 매운맛이 들어가 있다. 감칠맛이 일본에서 발견되기는 했지만 일본도 원래 매운맛이 포함된 오미가 기본이다. 서양과 달리 동양에서의 오미는 맛에 의한 신체적 반응이 중요하게 반영된 결과다. 오미는 각각 오장의 기운과도 연관돼 있다.

한나라 때 자전인 《설문해자(說文解字)》에서 미(味) 자를 찾아보면 "味, 滋味也(미, 자미야). 滋言多也(자언다야)"라고 했다. 풀이하면 '미(味)는 풍성한 맛이다. 자(滋)는 많다는 말이다.'로 해석할 수 있다. 악취(惡臭)는 있어도 악미(惡味)라는 말은 없다. 미(味)는 좋은 것이다. 한글의 '맛'도 긍정적인 의미를 갖고 있다. 보통 간이 잘된 음식을 먹었을 때 '맛있다'거나 '맛이 있다'로 표현한다.

맛을 느낀다는 것은 생존과 관련돼 있다. 맛은 단지 맛을 느끼는 혀의 감각이 아니라 먹을 수 있는 것을 찾아내는 수단이었다. 원시 인간은 식량을 먹기 전 먼저 이리저리 만져보고 냄새를 맡아봤을 것이다. 요즘도 음식이 상한 것 같으면 먼저 냄새를 맡아본다. 특히 사람은 냄새를 맛에 비해 약 1만 배 민감하게 느끼기 때문에 그 자체로 먹어도 되는 것인지를 알아낼 수 있다. 또, 냄새는 혀의 미뢰를 활성화시켜 맛을 더 잘 느끼게 한다. 코를 막으면 맛을 제대로 느끼지 못하는 것이 미각보다 후각이 앞선다는 사실을 보여준다.

시각과 촉각, 후각 등 감각의 검문을 통과하면 혀로 최종적인 맛을 봤다. 예를 들어 탄수화물이나 과일은 단맛이 나고 식물에 있는 독은 대부분 알칼로이드 성분으로 쓴맛이 난다. 도움이 되는 쓴맛과 독이 되는 쓴맛은 많은 시행착오를 겪은 후 지혜로 전달됐을 것이다.

동물은 맛을 혀로만 보지 않는다. 작은 턱수염이나 더듬이를 통해 맛을 느끼는 곤충도 있고 나비나 파리는 앞다리 끝에서도 맛을 느낀다. 어머니들은 조리하는 도중에 손끝으로 음식을 찍어 맛을 본다. 두 번째 손가락을 식지(食指)라고 하는 이유가 있는 것이다.

최근 '지방 맛'을 예민하게 느끼는 유전자가 있다는 연구 결과가 있어 6미가 생겨날 조짐도 있다. 인간의 기본 맛이 4미냐 6미냐는 중요하지 않다. 우리가 음식을 맛보면서 뇌가 어떤 경로를 통해 맛을 알아내는지 알 필요도 없다. 인간이 느끼는 맛은 혀의 세포만 느끼는 것이 아니라 온몸이 느끼는 맛이기 때문이다. 맛의 비밀은 바로 몸에 있다.

총명의 실체는
귀와 눈에 있다

갑자기 정신이 멍하거나 혹시 치매가 아닌지 의심이 된다면 귀지를 파보기를 권한다. 얼마 전 일본에서, 귀지를 제거했더니 치매 증상이 개선되더라는 연구 결과가 발표됐다. 무슨 말도 안 되는 소리인가 했더니, 큰 귀지를 가지고 있는 노인들이 잘 듣지를 못하기 때문에 인지 능력도 떨어진다는 것이다.

이 연구 결과는 일본노년의학회에서 발표된 것이다. 건망증 등 초기 치매 증상을 보이는 노인 환자들 중 귀에 큰 귀지가 있는 30명을 선정해 청력과 인지 능력을 평가했더니, 귀지 제거 후 청력과 인지 능력이 모두 향상됐다는 것이다. 더 흥미로운 것은, 문장 이해 능력도 좋아졌다는 사실이다. 이와 비슷한 국내 연구 결과도 있다. 노인성 난청 환자에게 보청기를 착용하게 했더니 인지 능력이 좋아졌다는 것이다.

외부의 자극을 인지하는 데는 소리가 중요한 것 같다. 일단 들을 수 있느냐, 그리고 소리를 듣고 정확하게 판단할 수 있느냐다. 실제로, 상대의 말을 정확하게 알아듣는 것은 의사소통뿐 아니라 인지 능력과 학습 능력에 영향을 미친다.

난청은 요즘 청소년 사이에서도 문제다. 시끄러운 소리로 인해 소음성 난청을 앓고 있는 청소년이 의외로 많다. 한의원을 찾는 환자 중에서도 질문을 하면 바로 대답을 못하고 "네?" 하고 되묻는 청소년이 많다. 과거에는 커다란 기계가 돌아가는 공장에서 일을 하거나 군대에서 사격을 많이 해서 생겼던 소음성 난청이 청소년들에게 심각한 문제가 되고 있는 것이다. 이어폰을 끼고서 큰 소리로 음악을 듣는 습관 때문이다. 특히 귀를 모두 덮는 이어폰보다 귀 안에 끼워 넣는 이어폰의 소리가 직접적으로 청세포에 자극을 주기 때문에 청력 손상이 심하다. 또 조용한 실내가 아닌 지하철이나 버스를 타고 다니면서 음악을 듣는 경우가 많아 주변의 소음보다 더 큰 소리(아마도 90데시벨 이상)로 음악을 들어야 하는 것도 문제다.

소음성 난청 환자들의 특징이 있다. 주위에서 들려오는 소

人體

리에 대한 변별력이 떨어지고 누군가 불러도 듣지를 못한다. 듣는다 하더라도 뚱딴지처럼 딴소리를 하고 텔레비전 소리도 아주 크게 해서 듣는 습관이 있다. 또 자신의 목소리도 잘 들리지 않기 때문에 상대가 가까이에 있는데도 무안하게 큰 소리로 말한다.

이어폰을 많이 사용하는 학생들은 가족, 친구들과의 의사소통에서만 문제가 생기는 것이 아니라 학습 능력도 떨어질 수밖에 없다. 심지어 난청으로 인해 노인이 돼서 치매에 걸릴 가능성도 높아진다. 이어폰으로 음악 좀 듣는다고 너무 걱정하는 것 같지만, 난청은 인지 능력을 떨어뜨리기 때문에 그 가능성은 농후하다.

인지 능력이 좋다는 것을 총명하다고 한다. '총명하다'는 말은 '보거나 들은 것을 오래 기억하는 힘이 있다.'라고 해석된다. "그놈 참 총명하게 생겼네." 하면 '말귀를 잘 알아듣고 빠릿빠릿하게 행동한다.'라는 의미다. 재미있는 것이, 총명의 총(聰) 자는 바로 귀가 밝다는 뜻이고 명(明) 자는 눈이 밝다는 뜻이라는 사실이다. 즉 귀가 잘 들리고 눈이 잘 보이면 '총명'하다는 것이다.

한의서에서는 총명(聰明) 대신 이목총명(耳目聰明)이라는 말도 많이 사용했다. 《동의보감》에도 역시 "귀와 눈이 양기를 받으면 총명해진다."라고 나온다. 총명함의 실체는 아이큐(IQ)가 아니라 바로 귀와 눈이다. 실제 한의서에서 제시하는 건망증이나 치매를 치료하는 처방들을 보면 눈을 밝게 하고 귀가 잘 들리게 하는 효능이 있는 약재들로 구성돼 있다.

눈을 좋게 하기 위해서는 먼 곳을 응시하는 것이 좋다. 몽골 사람들의 시력은 평균 4.0이라고 하는데, 드넓은 평야에서 먼 곳에 있는 작은 물체를 봐야 하는 환경이 눈을 밝게 하는 것이다. 듣는 것도 마찬가지다. 자연 속의 풀벌레 소리나 바람소리가 아니라 속상하기는 하지만, 도심의 시끄러운 소음 속에 있을지라도 작은 소리에도 귀를 기울이는 습관을 갖도록 해야 한다.

과거 양생법에 "귓불을 자주 만져주고 쓰다듬어주면 귀가 밝아지고 오래 산다."라고 했다. 과거에 오래 산다[長壽]는 표현은 건강하게 산다는 뜻을 내포하고 있다. 만약 누군가 당신의 귓불을 쓰다듬어주고 귀를 후벼준다면 당신과 함께 건강하게 오래 살고 싶다는 바람일 것이다. 건강하게 오래 살고 싶다면 귀 안을 들여다보자. 귀는 당신을 총명하게 해줄 것이다.

알칼리 음식만 먹으면
건강해질까

인터넷에서 식초에 관한 자료를 찾다가 한 누리꾼이 질문한 내용을 보게 됐다. "식초는 산성으로 알고 있는데 알칼리성 식품이 맞는가?"라는 질문이었다. 원래 산성이면 산성 식품이어야지, 갑자기 알칼리성 식품이라고 하니 헷갈릴 수밖에 없다. 그런데 둘 다 맞다. 식초는 산성 식품이지만 먹었을 때는 알칼리성 식품으로 작용한다.

산성이나 알칼리성이라고 하는 것은 '산성도'를 의미한다. 이것을 간단하게 'pH'라 하는데, pH는 'potential of hydrogen'의 약자로 H는 수소이온을 의미하기 때문에 대문자로 표기한다. pH를 간단하게 설명하면 특정 용액의 '수소이온

지수'로, 수소이온 농도가 짙어지면 산성도가 강해진다.

우리가 먹는 음식은 자체의 pH와 먹은 후 우리 몸에서 작용하는 산성, 알칼리성 경향이 전혀 다르다. 예를 들어, 식초와 레몬은 음식 상태로는 산성이지만 소화가 된 최종 산물은 알칼리성이다. 반대로 쇠고기는 음식 상태에서는 중성이지만 소화가 되면 산성으로 작용한다. 이런 분류 원칙은 음식을 태웠을 때 남은 재가 무엇이냐에 따라 결정된다. 특정 음식물을 태워 재를 만들었을 때 나트륨, 칼륨, 칼슘, 마그네슘 등이 남으면 알칼리성 식품으로 분류되고 염화물, 인, 황이 남으면 산성 식품으로 분류된다.

산성 식품이나 알칼리성 식품을 따지는 사람들은 우리 혈액이 알칼리성이기 때문에 알칼리성 식품을 먹어야 한다고 주장한다. 이런 논리로 말하자면, 산성 식품을 먹으면 혈액의 pH가 산성으로 변해야 한다. 하지만 우리 몸은 항상성을 유지하기 때문에 혈액의 산성도가 바뀌는 일은 없다. 만약 산성도가 바뀌는 날이 온다면, 그날이 죽는 날이다.

또 혈액의 pH를 우리 몸의 pH라고 말할 수도 없다. 우리 몸의 체액이 부위마다 모두 다르기 때문이다. 혈액의 pH는 7.3~7.4로 약알칼리성이지만 침은 5.0~7.5로 변동 폭이 크다.

눈물도 7.2~7.6로 약알칼리성이지만, 위액은 1.5~2.2로 강산성이다. 그리고 땀과 피지가 섞인 피부 보호막은 5.5 정도의 약산성이고 여성의 질 내 pH는 3.8~4.2로 산성이다. 소변의 pH는 4.8~8.0 정도로 몸의 상태에 따라 다르게 나타난다.

혈액의 약알칼리성을 유지하기 위해 알칼리성 식품을 섭취해야 한다는 논리가 타당하다면, 위산과 질 내의 강산성을 유지하기 위해서는 산성 식품을 먹어야 한다는 논리도 성립할 것이다. 우리 몸의 부위별 체액의 산성도가 다른 까닭은 그곳에 존재하는 효소들이 임무를 충실하게 수행하기 위한 최적의 조건이 다 다르기 때문이다.

단, 산성 식품에는 육류, 달걀노른자, 버터, 치즈 등 동물성이 많다 보니 산성 식품이 건강에 해롭다는 의견이 있다. 하지만 생선, 콩류(대두 제외), 곡물류도 산성 식품이다. 육류가 산성식품이기 때문에 건강에 해로운 것이 아니라 고기에 들어 있는 포화지방산이나 가공육의 화학적 첨가물 때문에 해로운 것이다. 참고로 알칼리성 식품은 우유, 채소, 과일, 감자, 대두, 해조류(미역, 다시마), 고구마, 소금 등이다. 이 중 소금은 섭취 전에도 나트륨이고 태워도 나트륨인 대표적인 알칼리성 식품이다. 하지만 소금(나트륨)을 많이 먹으면 고혈압, 심장병 같은 심혈관 질환을 일으킬 가능성이 높아지는 것은 어떻게 설명할 것인가.

음식을 산성 식품과 알칼리성 식품으로 구별한 것은 다른 목표를 가진 연구의 결과였다. 요로감염이나 결석에 소변의 산성도가 영향을 미치기 때문에, 한 화학자가 식품에 따라 우리 몸에 어떤 pH로 작용하는지를 알아보는 연구를 진행한 것이었다. 특정 음식을 태워서 남는 재의 성분을 구분한 것이다.

하지만 언제부터인가 산성 식품을 많이 먹으면 빨리 늙는다든지, 알칼리성 식품으로 다이어트를 해야 한다든지 등 과장된 주장이 퍼지고 있다. 물론 나이를 먹을수록, 특히 노인의 혈액 내 pH가 약간씩 산성 쪽으로 기울어지는 것은 사실이다. 하지만 알칼리성 식품을 많이 먹는다고 해서 이것이 늦춰지거나 변하지 않는 것도 아니다.

산성 식품과 알칼리성 식품을 구별하는 것은 의미가 없다. 단지 우리 몸의 산성도가 그렇듯이 골고루 섭취하는 것이 더욱 건강해지는 식습관이다. 그래야만 부위별로 산성과 알칼리성 체액을 분비하는 음양의 조화를 이룰 수 있다. 건강을 위해서 알칼리성 식품만 고집할 필요는 없다.

각질은 벗겨내야 할
때가 아니라 피부의 보호막

　민족 최대의 명절 설을 맞이할 때, 목욕을 깨끗하게 하고 설빔을 입는 것은 오랜 풍습 중 하나다. 필자도 매년 아들 녀석과 함께 대중목욕탕을 찾는다. 설을 앞둔 대중목욕탕은 늘 북새통이고 때를 미는 곳은 밀려서 아예 예약을 받는다. 그 바쁜 와중에도 '때가 안 불었다.'는 이유로 예약 순서를 다음으로 미루는 사람도 있다.

　때의 사전적 의미는 '탈락된 피부 표면의 각질층과 땀, 피지, 외부의 먼지가 섞인 것'으로 돼 있다. 사전적 의미로만 보면 각질층 중에서도 탈락된 죽은 세포다. 그러나 일상에서 우리가 밀어내는 때에는 아직 기능이 남아 있는, 탈락되기 전의 각질층도 포함되어 있다. 이것을 때라는 이름으로 모조리 벗겨내는 것이다.

혹자는 때를 밀지 않으면 피부가 거칠어진다고 한다. 우리 피부 맨 바깥쪽의 각질층이 약간 거친 느낌이 있는 것은 당연하다. 각질(角質)의 한자도 각화된 재질을 뜻한다. 하지만 때를 민다고 피부가 부드러워지는 것이 아니다. 각질층을 벗겨내니 부드러워진 느낌이 일시적으로 들 뿐이다. 우리 피부는 자신을 보호하기 위해서 다시 각질층을 만들어낼 것이다.

인간의 피부 가장 바깥쪽에 표피층이 있다. 표피는 기저층에서 시작해서 5개의 층으로 구성되어 있는데, 가장 바깥쪽이 각질층이다. 각질층은 표피에서 4주 정도 주기로 저절로 떨어져 나가기 때문에 때를 밀지 않는다고 해서 각질이 지속적으로 쌓여 계속 두꺼워질 수는 없다. 새로운 각질층이 밀려 올라오면서 자연스럽게 떨어져 나간다.

노화가 진행되면서 피부의 두께는 점차 얇아지지만 각질층은 두꺼워진다. 그 이유 중 하나는 나이가 들면서 수분 보유 능력이 떨어지기 때문이다. 조금이라도 피부의 수분 손실을 막고자 각질층이 두꺼워지는 것이다. 나이가 들면서 습관적으로 때를 밀면 각질층이 얇아지면서 피부는 더욱 건조해진다. 그래서 노인이 되면서 건조성 피부염 등으로 더욱 고생을 하기도 한다.

피부는 땀과 함께 피지도 분비한다. 인간의 피부는 자연계에서 유일하게 물과 기름 성분이 섞이는 곳이다. 땀과 피지는 서로 섞여서 약산성을 유지한다. 이 분비물이 세균으로부터 피부를 보호하며 촉촉하고 윤택하게 만든다. 이 분비물을 우리는 속된 말로 '개기름'이라고 부른다. 미용상 불편하다고 피지를 막 지워낸다고 할지라도 피부는 다시 기름층을 만들어낼 것이 당연하다. 주인을 보호해야 하기 때문이다. 여기서 각질층이 내부와 외부를 가르는 중요한 차단막 역할을 한다.

한의학에서는 피부를 폐가 주관한다고 본다. 이것은 폐와 함께 피부도 호흡을 한다는 것과 관련 있지만, 그보다는 외부로부터 사기가 침입하는 것을 피부가 방어한다는 측면이 크다. 즉, 피부를 저항력과 관련이 있는 일종의 방어막으로 여기는 것이다. 그래서 피부가 약하면 감기에도 잘 걸린다는 말이 일리가 있다.

인간을 제외한 많은 생물도 자신을 보호하기 위한 껍데기와 피부를 가지고 있다. 끈적이는 뮤신을 분비해서 위기상황을 벗어나기도 하고, 허물을 벗어 새로운 각질세포로 더욱 건강하게 무장하기도 한다. 식물도 껍질을 벗겨놓으면 말라 죽는다.

　건강한 피부를 위해서라면, 때를 미는 것은 바람직한 행위가 아니다. 실제로 때를 미는 그룹과 밀지 않는 그룹을 비교해 보습력 등 피부 건강 상태를 살펴봤더니, 밀지 않는 그룹이 더욱 건강한 피부로 확인된 바도 있다. 과거처럼 논밭에서 일하면서 흙이 묻거나 특별하게 접촉하는 오물이 있는 경우가 아니라면 가볍게 샤워만 하는 것이 피부 건강에는 더욱 이로울 것이다. 피부의 각질은 목욕하면서 벗겨내야 할 때가 아니라 우리를 보호하는 막이다.

낮잠 많이 자면
치매 걸린다고?

최근 몇몇 환자로부터 "낮잠을 자면 치매에 걸리느냐?"는 질문을 받았다. 당황스러운 질문이었다. 이유를 들어보니 텔레비전의 모 건강 프로그램에서 낮잠을 많이 자면 치매에 걸린다고 했다는 것이다. 관련 기사들을 보니, '낮잠 잦아지면 치매 발병 조심해야' 혹은 '밤잠 적고 낮잠 많으면 치매 위험'이라는 제목을 달고 있었다. 낮잠을 즐기는 사람들 입장에서는 걱정이 되는 것이 당연했다.

이와 관련된 논란은 최근 캐나다 밴쿠버에서 열린 알츠하이머협회 세미나에서 촉발된 것이었다. 세미나 발표 내용을 보니, 프랑스 국립보건의학연구소(INSERM)가 65세 이상 노인

5,000명을 대상으로 한 연구의 결과 과도한 낮잠은 인지 능력 저하나 치매 초기의 전조 증상일 수 있다고 나왔다. 또 다른 연구 결과를 보니, 오랜 시간 꾸준하게 낮잠을 잔 사람들은 인지 능력 테스트에서 20퍼센트 정도 낮은 점수를 기록했다고 한다. 하지만 이 연구 결과는 낮잠이 치매의 원인이라는 의미가 아니다. 치매의 초기 증상 중 낮잠이 많아진다는 것이 있음을 밝혀냈을 뿐이다. 낮잠은 치매를 유발하는 충분조건이 아니며 인과관계도 성립되지 않는다.

실제 낮잠을 즐기는 나라가 있다. 스페인과 스페인의 영향을 받은 라틴아메리카, 지중해 연안 국가에는 전통적으로 즐기는 낮잠을 시에스타(siesta)라고 한다. 중동 국가나 중국, 인도 등에도 낮잠을 자는 전통이 있다. 하지만 낮잠을 즐기는 나라에 치매 환자가 더 많다는 증거는 없다.

낮잠에는 부정적인 측면보다 긍정적인 측면이 훨씬 많다. 최근 매사추세츠공대 연구팀의 연구 결과, 유치원생들에게 낮잠(80분 정도)을 재웠더니 기억력 점수가 10퍼센트 이상 높아졌다고 한다. 낮잠이 단기기억을 장기기억으로 전환하는 데 도움이 된다는 것이다. 또 다른 연구 결과를 보면, 낮잠은 기억력을 향상시킬 뿐 아니라 창조력도 높인다. 하버드대학교 심리학과

人體

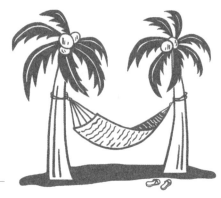

밤에 잠을 충분하게 자지 못해
어쩔 수 없이 자는 낮잠이라면 1~2시간 정도의 긴 시간이 필요하겠지만,
보통 20~30분 이내의 낮잠만으로 충분하다.

연구팀은 낮잠을 자는 사람이 상대적으로 학습 능력과 기억력이 뛰어나다고 밝혔다. 익히 알려졌다시피, 낮잠은 심혈관 질환의 발병률을 낮춘다.《동의보감》에서도 "사람이 낮잠[晝眠]을 자지 못하면 기(氣)가 빠진다."라고 했다.

인간에게는 밤사이의 렘수면(꿈 주기)과 비(非)렘수면(숙면 주기) 말고도 더 큰 수면 주기가 있다. 그것은 하루 대략 8시간 주기로 맞춰져 있다. 따라서 숙면을 취했어도 깨어난 뒤 대략 8시간 후에는 졸음이 오는 것이 당연한 생리적인 현상이다. 만일 아침 6시에 기상했다면 오후 2시경에는 졸음이 오는 것이 당연하다. 집에만 있는 어린이들의 수면 주기와 빛을 차단한 동굴에서 실험한 수면 주기를 따져봐도 대략 8시간이다.

물론 낮잠을 무작정 많이 잔다고 좋은 것은 아니다. 낮잠을 자는 적정한 시간은 이유에 따라 달라진다. 밤에 잠을 충분하게 자지 못해 어쩔 수 없이 자는 낮잠이라면 1~2시간 정도의 긴 시간이 필요하겠지만, 보통 20~30분 이내의 낮잠만으로 충분하다. 너무 긴 낮잠은 생체리듬을 깨뜨리기 때문에 불면증의 원인이 된다. 나이가 들어 밤잠이 줄고 낮잠이 늘어가는 것은 노인의 정상적인 수면 패턴이다. 따라서 낮잠을 많이 자면 치매에 걸리는 것이 아니라 치매 초기에 낮잠이 많아지는 증상이 있을 뿐이다.

필자에게 20~30분 정도 낮잠을 잘 수 있는 시간이 생긴다면 축복이고 다행이라 여길 것이다. 미국 뉴욕에는 메트로냅 (metronaps)이라는 낮잠캡슐을 대여해주는 곳이 있고 일본 도쿄에는 낮잠방이 있다고 한다. 낮잠은 밤의 부족한 잠을 채워주거나 정신적·육체적 피로를 풀어줌으로써 일의 능률을 높일 뿐 아니라 건강에도 도움이 된다. 앞으로는 걱정 없이 건강한 낮잠을 청해보자.

'양껏 먹어라'는
위 크기에 맞게 먹으라는 뜻

　　우리가 흔히 쓰면서도 본래의 의미를 잘못 알고 있거나 혹
은 모른 채로 잘못 사용하는 말이 꽤 많다. 그중에 장기(臟器)와
관련된 우리말도 있다. 많이들 '애간장이 녹는다.'라는 표현을
쓴다. 간이 녹는 것처럼 아프다는 의미다. 여기서 '애'는 간을
의미한다. 간이 녹을 정도면 얼마나 고통스럽겠는가. 심정적인
상태를 장기 이름을 빌려서 표현한 것이다. 또 '애'는 창자라는
의미로도 사용된다. 이순신 장군의 시조에 나오는 '나의 애를
끊나니'나 '애달프다'는 표현이 바로 창자가 끊어지는 고통을
뜻한다.

　　심장은 염통이나 염장이라고 한다. '염장을 지르다.'라는

말은 칼로 심장을 찌르듯이 아주 고통스럽게 한다는 의미다. 소금에 절여 저장하는 것을 염장(鹽藏)이라고 하기 때문에 상처에 소금을 뿌려서 고통스럽게 한다는 의미로 해석하기도 하는데, 이것은 발음이 같을 뿐 견강부회한 것이다. 심장이 불[火]과 관련된 장기이기 때문에 '불꽃 염(炎)'의 의미를 빌려왔을 가능성이 높다.

누군가 '환장하겠네.'라고 표현한다면, 심장이 바뀐 것처럼 어찌할 바를 모르겠다는 말이다. 환장(換腸)이란 환심장(換心臟)의 줄임말로, 내 심장이 마치 다른 사람의 심장 같다는 뜻이다. 여기에서 장(腸)과 장(臟)은 같은 뜻이다. 또한 '심보(심뽀)가 고약하다.'라는 표현이 있는데 이것은 심포(心包)라는 장기 이름에서 따온 것이다. 심포는 현대 해부학에서는 없는 용어로 심장을 싸고 있는 막을 가리키지만, 심장의 해부학적인 형태와는 무관하게 한의학에서는 기억과 생각 같은 마음 씀씀이를 담당한다고 여긴다.

폐장은 일반적으로 허파로 알고 있다. 순수한 우리말로는 '부아'(옛말은 부화)라고 한다. 부아가 화를 의미하기도 해서 '부아가 난다.'는 화가 치민다는 뜻으로 사용된다. 아마도 화가 많이 나면 숨을 몰아쉬면서 폐의 용적을 키우는 것과 관련이 있을 것으로 해석된다. 복어가 화가 나면 물이나 공기를 들이마셔 배를 풍선 모양으로 부풀리는 것과도 같다. 공기가 들어가는 물고기의 부레도 부아와 어원이 같다.

신장은 모두들 알다시피 콩팥이다. 생긴 것은 강낭콩 모양이고 색은 팥을 닮아서 콩팥이라고 했을 것이다. 방광은 오줌통이나 오줌보라고 한다. '보'는 무언가를 감싼 주머니로, 자궁을 애기보라고 하는 것과 마찬가지다. 비장은 지라라고 한다.

담낭은 쓸개라고 한다. 아마도 담즙의 맛이 써서 '쓰다'는 뜻의 이름을 지은 것 같다. '이 쓸개 빠진 놈'이라는 욕이 나오게 된 이유는, 한의학에서는 쓸개에서 결단력이 나오는 것으로 보기 때문이다. 우유부단한 경우를 쓸개 빠진 것으로 비유한 것이다.

위장은 우리말로 '양'이나 '양애'라고 한다. 양이라는 이름은 소나 돼지에도 사용되는데, 우리가 곱창요리 전문 식당에서 먹는 '양'이 바로 소의 첫 번째 위다. 소의 두 번째 위는 벌집위, 세 번째 위는 처녑(천엽), 네 번째 위는 막창이다. 소나 돼지의 작은창자는 곱창, 큰창자는 대창이라고 하지만, 사람의 소장이나 대장을 곱창이나 대창이라고 부르지는 않는다. 소장은 작은창자, 대장은 큰창자로 부른다.

"양껏 먹어라."라고 흔히 말한다. 여기서 '양'을 분량을 의미하는 양(量)으로 알고 있는 사람이 많다. 그러나 여기서 양은 위장을 의미하기 때문에 '양껏'의 뜻은 '위의 크기만큼'이다. 결국 '많이 먹어라'가 아니라 '적당히 먹어라'인 것이다. 사용된 단어의 의미를 제대로 몰라서 엉뚱한 해석이 달린 것이다.

이처럼 특정 장부에 해당하는 우리말은 감정을 표현하거나 일상적인 생활에 많이 활용돼왔다. 당연히 해부학적인 의미와 더불어, 선조들의 얼과 정신이 스며들어 있는 것이다. 마음과 몸은 하나라는 심신일여(心身一如)라는 말이 괜히 있는 것이 아니다. 우리의 오장에는 정신이 깃들어 있다.